「酵素」が病気にならない体をつくる!

鶴見隆史

青春出版社

はじめに

私のクリニックでは、「病気の原因は〝食〟にある」という考え方に基づき、食事療法に重きをおいた治療を行なっています。この治療法の核となるのが、「人間の健康と長寿のカギを握るのは酵素である」という、酵素栄養学の考え方です。

私は医者になる前から、西洋医療の「病名診断→医薬品の投与」という図式に、疑問を持ち続けてきました。また医者になって大学病院に勤務するようになってからも、自分がやっている治療が本当に正しいものだとは思えず、独立して東洋医学や鍼灸、筋診断法などを学び、研究してきました。

そして模索を続けるなかで、私が運命的に出会ったのが「酵素栄養学」です。

「酵素」とは、人間のあらゆる生命活動にかかわる、とても重要なものです。これは体内で作り出すことはできますが、限りがあります。しかし、自然界のあらゆる生命体に宿る物質なので、生の野菜や果物などをたっぷり摂る食生活をすることで、酵素を効率よくチャージすることができるのです。

また食生活と同時に、ライフスタイルも酵素を無駄づかいしないように変えることで、私たちは病気にかかりにくく、若々しく元気なままでいられるようになります。

私のクリニックには、ガンをはじめ、難病に苦しむ患者さんがたくさん訪れます。患者さんたちを目の前に私が抱くのは「もう少し早く酵素栄養学に基づいた食生活を送っていたら、病気にならなくてすんだかもしれないのに……」という思いです。

多くの人たちは、病気になって初めて病気になった原因を考えることでしょう。しかし、それでは遅いのです。病気になる最大の原因「酵素不足の食生活」を今すぐ改善すれば、あなたは健康で楽しく長生きできるはずです。

本書は二〇〇七年に刊行され、病気や体調不良に悩む人、より健康に生きたいと望む方たちから大きな反響を得ました。今回文庫化することで、より多くの方たちの健康づくりに役立つことを願っています。

鶴見隆史

『「酵素」が病気にならない体をつくる！』　もくじ

1章 寿命と健康は「酵素」が決める！

2章 病気にならない人は、何を食べているのか
酵素医療の現場からの新たなる発見

3章 体内酵素を無駄づかいすると、病気はすぐにやってくる
間違いだらけの健康常識！　酵素を無視したあなたの食生活

5章

体の中の酵素が目を覚ます！「半断食」法

臓器を休ませ、汚れた血液をきれいにする　179

1章

寿命と健康は「酵素」が決める！

生きた酵素が、命に力をあたえてくれる理由

酵素が、生命を握っている

日本は今や、世界に誇る長寿国となりました。

しかし生活習慣病や慢性疾患で苦しむ人の数は相変らず減ることはなく、ガンの罹患率（病気にかかる率）や死亡率は、むしろ年々増加傾向にあります。

おめでたいはずの九〇歳や一〇〇歳の誕生日を、病院のベッドで寝たきりで迎える方も少なくないのが、この「長寿大国」の実態です。

どうせ長生きするなら、「いつまでも健康で長生きしたい」と皆さん思っているでしょう。

では、どうしたら病気知らずで天寿を全うできるのか……。実は、そのカギを握っているのが「酵素」です。

朝起きたら、何となく体調がよくない。病気というわけではないけれど、どうも体がスッキリしない……。もし、あなたがそんな体の不調を感じていたら、それは「酵素」が不足しているからに違いありません。

酵素が不足している状態が長く続くと、体の不調どころか、ガンなどさまざまな病気の原因になります。端的に言えば、寿命が短くなるのです。

逆に言えば、酵素が不足しないようにライフスタイルを変えていくことで、病気にかかる確率はグンと減り、あなたは自分の寿命を延ばすことすらできるのです。

人間の寿命は、いかに科学や文明が発達しても、己の力で変えることはできないと思われてきました。

しかし、酵素をしっかり摂る食生活を実践し、体内の酵素を無駄づかいしない生活を続けていけば、病気知らずで長生きできるようになるのです。

そんな我々の健康を守るうえで、大変重要な役割を担う「酵素」ですが、読者の皆さんの中には、あまり耳慣れないという方も多いことと思います。

「酵素」という言葉を聞くと、「洗剤や歯磨き粉などに入っている、優れた汚れ落としの力をもつもの」という程度の認識しかない人も、非常に多いのではないでしょうか？

確かに洗剤に含まれているのも酵素ではありますが、私が皆さんにぜひ知っていただきたいのは、「人の体内に存在する酵素」のことです。

酵素の認知度が遅れているのには、酵素の研究が長い道のりを経てきたことにあります。

酵素のサイズは、一ミリの一〇〇万分の一（一ナノメートル）単位ととても小さいので、顕微鏡ですら見ることができません。

また、酵素は「タンパク質に被われた生命物質」ということまではわかっていましたが、酵素が「人間の生命活動に欠かすことのできない物質」であることがわかるまでには、長い年月がかかったのです。

そんな「酵素」がもつ力に注目し、世界で最初に「酵素が人の生命活動において何より重要である」と提唱したのは、アメリカのエドワード・ハウエル博士（一八九八～一九八六）です。

ハウエル博士は五〇年もの歳月をかけて酵素を研究し、一九八五年に『Enzyme Nutrition（酵素栄養学）』という著書を発表しました。

一八年ほど前にこの本と出会ったことで、私は今までの栄養学や医療とはまったく違う、新たな世界を知り、まさに目からウロコでした。

私は現在、「酵素栄養学」に基づいた「酵素医療」を自分のクリニックで行なっています。そして、大学病院で治療不可能と言われた末期ガンの患者さんや、いろいろな治療法を試してきたけれど、なかなか症状が改善されない慢性疾患に悩む患者さんも、酵素を使った治療法を施すことで、驚くほどの回復を見せる例が後を絶ちません。

多くの患者さんを診察し、「酵素医療」で治療してきた経験から、私は「酵素が人間の寿命と健康のカギを握っている」という真実を確信しているのです。

だるい、やる気がしない…、すべて酵素不足が原因！

テレビをつければグルメ情報がひっきりなしに流され、コンビニエンスストアでは二四時間いつでも食べ物が手に入る……。

こんな飽食の時代に生きる我々日本人の食生活は、「酵素栄養学」の見地からすると、間違いだらけとしか言えない悲惨な状況です。

日本人が世界に冠たる「長生き人種」になれたのは、ひと時代前の日本の食生活が、「酵素栄養学」の視点から見て、大変優れたものだったからだと私は思います。

肉や魚よりも、野菜を多く摂り、味噌や漬け物といった発酵食品をたっぷり摂る日本の食生活は、消化酵素を無駄づかいしない最良の食事メニューの一つと言えるでしょう。

しかし今の日本人の食生活は、ここ三〇～四〇年で、大きく変わってきてしまいました。「肉や魚でタンパク質を摂って体を丈夫にし、牛乳からカルシウムをたっぷり摂取して骨を丈夫にする」といった、偏った栄養学の情報がひとり歩きしてしまい、肉食の量が菜食の量を大幅に上回る〝バランスを欠いた食事〟がはびこってしまったのです。

酵素は、新鮮な野菜や果物、生肉などにふんだんに含まれています。ただし熱に弱く、四八度以上に加熱すると急激に破壊され、六〇度で活性がなくなってしまいます。

ですから、生野菜やフルーツを摂らずに、加熱した料理ばかりを食べていると、「万年酵素不足状態」に陥ってしまいます。

よく「生野菜やフルーツを多量に食べると、体を冷やすことになるので、よくない」と言われます。しかし生野菜やフルーツを食べたからといって、すべての人が冷え性になるわけではありません。不思議なことに、生食中心食を続けていくと、かえって手足が温かくなり冷え性が治ることがよくあります。血の巡りがよくなるためです。また生食をしないことによる酵素不足のほうが、体を冷やすことよりはるかに害があるのです。

酵素は人間の体の中にある「潜在酵素」と、外部から食物によって取り入れる「食物酵素」に分けられます。

さらに「潜在酵素」は、食物の消化に使われる「消化酵素」と、あらゆる生命活動に使われる「代謝酵素」の二種類に分けられます。

体内にある「潜在酵素」は、年齢とともにその量が減ってくるので、食事でしっかりと酵素を補給していかなくてはなりません。それなのに生きた酵素がほとんど含まれていない食事ばかりしていると、体内の酵素が不足してしまうのです。

また、焼肉やステーキ、揚げ物などの油っこい料理を食べると、消化酵素が大量に必要になります。

食べ物の消化に体内の酵素の大半が使われてしまい、生命活動を活発にする「代謝酵素」にまわす分が少なくなってしまうのです。

代謝酵素は、呼吸をする、手足を動かす、臓器が臓器独自の機能を行なう、物事を考える、老廃物を体外に出すなど、数え切れないほどの場面で使われています。

さらに病気になったとき、病原菌をやっつける役割も代謝酵素はしているので、**「酵素の無駄づかいをする＝病気にかかりやすく、病気になったら治りにくい体になる」と言えるのです。**

何時間寝ても、体にだるさが残っている。最近、仕事の効率が悪く、やる気がしない。そんな体調や精神の不調があるあなたは、今すぐ自分の食生活を見直してください。

本書で紹介している「酵素たっぷりレシピ」を毎日の食事に取り入れていけば、酵素の浪費を抑え、体内に酵素をチャージすることができるようになります。そして、あなたの体調は徐々によくなっていくはずです。

サンマに大根おろし、生ハムにメロンを添える理由

脂の乗ったサンマの塩焼きに、たっぷりの大根おろし。この取り合わせは、単に

酵素の種類

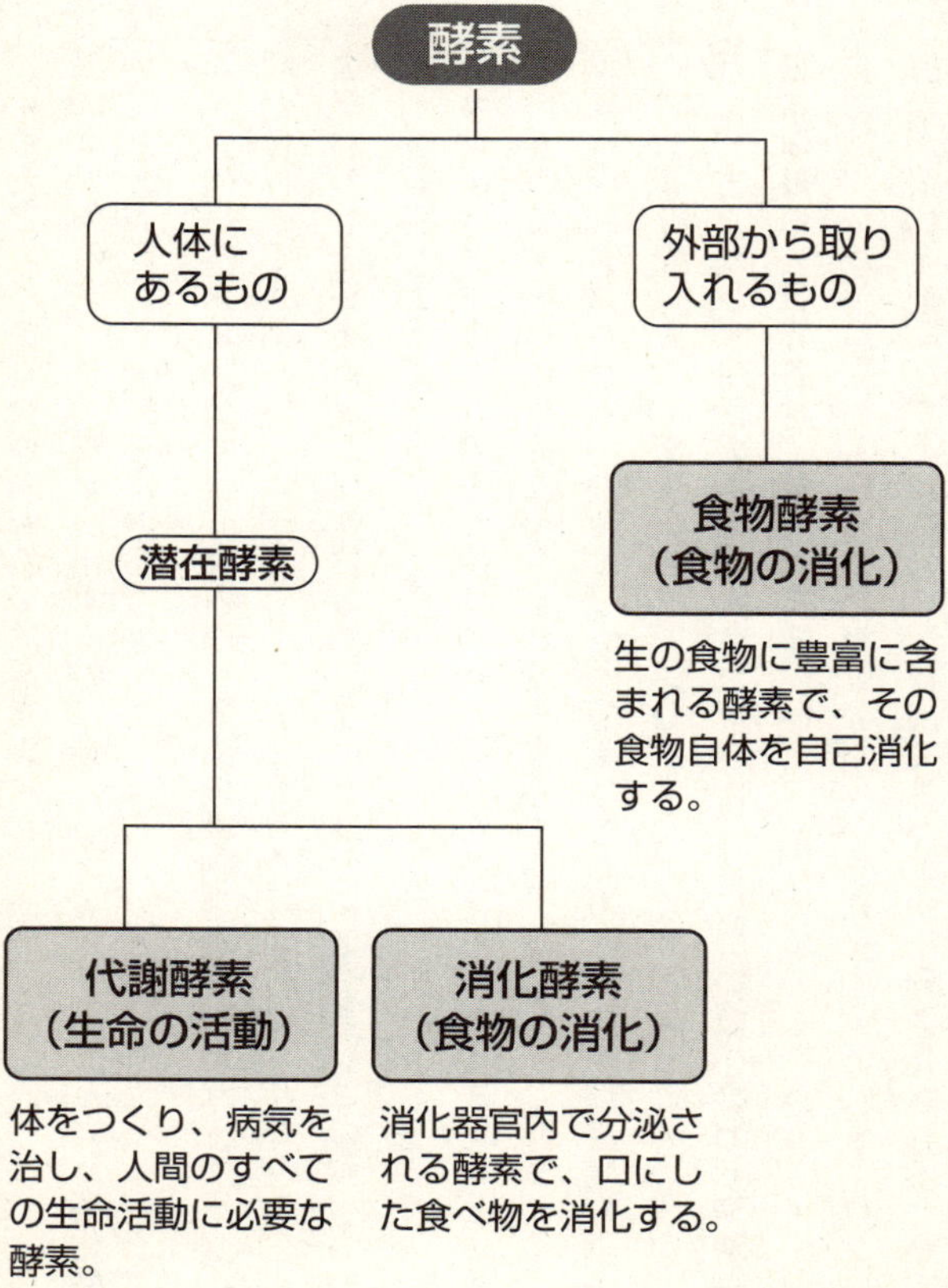
酵素
人体にあるもの
外部から取り入れるもの
潜在酵素
食物酵素（食物の消化）
生の食物に豊富に含まれる酵素で、その食物自体を自己消化する。
代謝酵素（生命の活動）
体をつくり、病気を治し、人間のすべての生命活動に必要な酵素。
消化酵素（食物の消化）
消化器官内で分泌される酵素で、口にした食べ物を消化する。

盛り付けの見栄えをよくするためのものではありません。

実は大根には、魚のタンパク質を消化するのに必要なジアスターゼという消化酵素が、たっぷりと含まれているのです。

もちろん、昔の日本人が大根に含まれる消化酵素の役割を理解したうえで、食べ合わせを考えたわけではないでしょう。しかし、おそらく経験的に「サンマを食べるとき、大根おろしを添えるとおなかにもたれない」ことに気づき、この食べ方が定着していったに違いありません。

またトンカツには必ず山盛りのキャベツのせん切りが添えられていますが、これも消化促進の意味で、実に効果的な組み合わせです。

キャベツには肉のタンパク質の消化に役立つ酵素はもちろんですが、胃腸の調子を整えるのに欠かせないキャベジン（ビタミンU）もたっぷりと含まれています。

このように、古くから食生活の中で活かされてきた、体にいい食べ合わせや料理方法は、日本以外にも世界各地で見られます。

イタリアでは、メロンに生ハムを巻いたオードブルがあります。これもメロンに含まれる酵素が消化を補助してくれるので、体内で生ハムが十分消化されるというわけです。

またヨーロッパでは、食後のデザートの前にチーズを食べる習慣があります。これも日本人にはちょっと不思議な感じがしますが、チーズのような発酵食品を食べることによって、消化を補助しているわけです。

今の日本では、「食べたいときに食べたいものだけを食べる」という食習慣に陥っている人が増えているように思います。そして古くから伝わる食習慣は、次々と消えていっているように思えてなりません。

これも日本が飽食化してきたことが、大きな原因ではないでしょうか？

外食産業の発展によって、家で手間ひまかけた食事を作る機会が減ってきて、今までは親から子へ、子から孫の代へと受け継がれてきた食文化が、だんだん薄れてきています。

忙しい日常の中で、食事を作ったり、ゆっくり味わったりすることを、今の日本人は忘れてしまっています。たまには古きよき食習慣を思い出してみましょう。

先人の知恵の中には、驚くほど「酵素栄養学」の理にかなった食べ合わせや、食事の工夫方法などが隠されているのですから。

まばたき一つするにも、酵素が必要！

私たちは生きるために毎日食べ物を食べ、その食べ物に含まれている栄養素（炭水化物、タンパク質、脂肪）を消化し、そして体内に吸収して、エネルギーへと変換しています。

この食べ物の「消化・吸収」には、「消化酵素」が使われます。

そして体内に吸収された栄養素がさまざまな活動を営むとき、「代謝酵素」がその媒介を行ないます。

酵素は身体で起こるすべての化学反応、生物反応に関わるものなので、酵素なしでは食べたものを消化吸収することもできなければ、呼吸をしたり、歩いたり、人と話したり、笑ったりといった、ありとあらゆる生命活動をすることができません。

まばたき一つさえ、酵素の存在なしではすることができないのです。

私たちの体を自動車にたとえると、栄養素はガソリン、酵素はバッテリーのような役割を果たしていると言えるでしょう。いくらガソリンを満タンにしても、バッテリーが機能しなければ、車は走れません。

すべての器官、組織の中には、独自の働きをする「代謝酵素」が存在し、人体の中には三〇〇〇種類以上の酵素が存在すると言われています。消化酵素だけでも二四種類あり、動脈内にある酵素は九八種類にも及びます。

酵素は頑固な職人のような性質があり、たとえばアミラーゼという消化酵素は炭水化物の消化だけを行ない、ＳＯＤ（スーパー・オキシド・ディスムターゼ）という代謝酵素は活性酸素を除去する働きをするなど、それぞれの酵素群が決まった役割分担で仕事をしています。

そのため、ある仕事を行なう酵素が欠乏したことによって、生命活動に支障をきたすことさえあります。難病と呼ばれる病気の中には、酵素欠損が原因とされるものもたくさんあるのです。

また酵素は、気に入らない環境では仕事をしなくなるという性質があります。温度は摂氏三七～四六度、中性に近いペーハー六～八くらい、こういった環境が酵素にとっては最適です。少し身体が温まっているときに、酵素がよく働くと言えます。

酵素はあたかもそれ自身が命を持った生き物であるかのように、人間の生命活動を支える仕事をしてくれているのです。

だから、**酵素をより効率よく働かせるためには、適度な運動を行なったり、半身浴で身体を温めるなど、自分自身で新陳代謝をよくすることが大切です。**

ビタミン&ミネラルは、酵素がないと働かない

「健康にいい食事」というと、「ビタミンやミネラルがたっぷりの食事」と考えがちですが、実はビタミンやミネラルを摂るだけでは、健康にはなれません。

ビタミンやミネラルは、酵素の活動を補助する「補酵素＝コエンザイム（Co Enzyme）」と呼ばれます。

最近、コンビニエンスストアなどでも「コエンザイム」とパッケージに書かれた栄養補助食品をよく見かけるようになりましたが、ビタミンやミネラルは酵素の働きを助けるからこそ、私たちの健康を守るのに欠かせない栄養素なのです。

ですから、**酵素が不足した状態でビタミンやミネラルを過剰摂取しても、決して健康にはなれないのです。**

現代栄養学では、人間に必要な〝五大栄養素〟として、炭水化物、タンパク質、脂肪、ビタミン、ミネラルの五つを重視しています。最近ではこれに「食物繊維」が第六の栄養素として加わり、さらに抗酸化栄養素の「ファイトケミカル」も注目を集めています。

現代栄養学の視点から言えば、私たちは毎日の食事で、これらの栄養素をバランスよく食べていれば、健康を維持できると考えられています。

しかし、酵素栄養学の立場からすれば、これらの栄養素は酵素の力なしでは、体の中で十分に働くことができないのです。

私たちの体を「家」にたとえて、考えてみましょう。家は長く住んでいるうちに老朽化が進んできます。そこで、壁を直したり、床のタイルを貼り直したり、屋根の瓦を修理したりしなくてはなりません。

このような家の材料を「栄養素」だと考えると、いくらいい材料があっても、腕のいい大工さんがいなくては、家をメンテナンスすることはできません。

そこで必要になってくるのが、「大工さん＝酵素」なのです。

築四〇年、五〇年と時間が経ってくれば（＝老化）、水漏れ対策、壁の補修工事などが家には必要になってきます。そんなときに、「優秀な大工さん＝酵素」と「質のいい材料＝栄養素」があれば、家は適切にメンテナンスでき、いつまでも故障なく快適に過ごすことができます。

私たちの体を守るためには、ビタミンやミネラルといった栄養素に加えて、酵素が欠かせないというわけです。

あなたが生産できる「酵素の量」には限りがある

私たちは毎日生きていくうえで、大量の酵素を消費しています。

食べ物を消化するために使われる酵素、免疫力として病気のときに活躍する酵素、体を動かしたり物事を考えたりするための酵素反応などなど、気が遠くなるほど大量の酵素が、毎日使われているわけです。

しかしその一方で、酵素を生産する能力は年々衰えていきます。

四〇代、五〇代になって、若い頃と同じような食事を続けていると、胃もたれを起こしたり、お腹の調子が悪くなったりすることが増えてきます。これは内臓が老化し、消化酵素の生産能力が衰えてきていることの表れです。

私たちの体の中には、消化酵素と代謝酵素がありますが、そのどちらも加齢とともに量が減ってきます。

個人差はありますが、**生まれたばかりの赤ちゃんには、高齢者の実に数百倍の酵素が存在しているといわれています。**

酵素栄養学の第一人者のエドワード・ハウエル博士は著書の中で、**「酵素の量は人それぞれに一生の生産量が決まっている」**と述べています。実際には赤ちゃんの時たっぷりと酵素があって、毎日それを小出しにして使っている、ということはないようです。実は毎日毎日、主に睡眠時に酵素が生産されているということもわかっています。

しかし、トータルで見ると結果的には一生で一定の酵素が小出しに使われているのと同じ具合に酵素は減っていくため、「一生で一定」という言い方になるのです。博士はそんな酵素の性質を、「貯金通帳」にたとえました。

人は生まれながらにして「一定の酵素預金＝潜在酵素（一生で決まった量の製造能力）」をもっていて、この貯金（＝酵素）だけをどんどん使い続けた人は、早く破産（＝死）してしまう。

つまり限りある酵素をいかにうまくやりくりするかが、その人の寿命を左右すると言っても過言ではないのです。

では、酵素の生産能力が生まれながらに高い、低いという差があり、これによって人間の寿命は決まるのでしょうか？　答えはノーです。

元本である「潜在酵素」をなるべく温存させながら、せっせと「食物酵素」を毎日の食事で摂って貯金を増やしていけば、早々に破産することはありません。

酵素の生産能力は、個人で違うことは最近の研究でわかってきています。また赤ちゃんの頃に多い人もいれば、少ない人もいます。酵素は遺伝子と共に存在するので、結局遺伝的にその人が一生に作り出すことのできる酵素生産力は限定されていると考えられます。

そういった個人差があるにしても、酵素をしっかり摂る食事と酵素を無駄づかいしない生活を続けていけば、大切なあなたの「酵素預金」を食い潰すことはないのです。

ここで具体的に、毎日の食生活で潜在酵素を温存する方法を紹介しましょう。

1　酵素の存在する食物（果物、生野菜、発酵食品など）を多く摂る

一日の食物の少なくとも半分は、酵素たっぷりのメニューにしたいものです。特に生野菜は朝、昼、晩と一日三回摂るようにしましょう。果物は朝食やおやつに活用しましょう。

2　少食を心がける

食べ過ぎると食物の消化に酵素が大量に使われることになり、潜在酵素が減ってしまいます。一日一八〇〇キロカロリー程度を心がけましょう。

3　酵素を減らす食生活をしない

加熱食には酵素は含まれません。熱したものオンリーの食生活や、繊維の少ない食事は避けましょう。スナック菓子や清涼飲料水の過剰摂取、白砂糖や質の悪い油脂の摂取は酵素の無駄づかいを引き起こします。なお食事に関しては3章以降で詳しく紹介しますので、こちらを参考に、酵素たっぷりの食生活を心がけてください。

また過剰なストレス、食後すぐの睡眠、昼夜逆転生活などは、酵素の働きを悪くします。**規則正しい生活や、上手なストレス解消も、酵素の温存には欠かせません。**

さらに体調に応じて、酵素サプリメントで不足した酵素を補うことも有効です。

一時期コーヒー浣腸が流行っていましたが、酵素栄養学的に言えば、極めて危険な行為と言えるようです。私の酵素の先生であるフューラー博士（女性）は、三〇年前コーヒー浣腸のスペシャリストでした。しかし何年もやっていて体調が悪化するため、コーヒー浣腸を中止したのです。その後飛び込んだのが、ハウエル博士の研究所でした。そして酵素医療の大家となっていったのです。

同僚のママドゥー博士もコーヒー浣腸は極めて危険だと言っています。二人の話とわたしの体験から、なぜコーヒー浣腸を避けるべきかを述べたいと思います。

①酵素、ミネラル、ビタミンが大幅に失われる

特に酵素の喪失は問題です。寿命に関わるからです。また、毛髪検査ではミネラルが大幅に損失することがわかりました。ミネラル不足は全ての代謝を悪化させますのできわめて問題です。

②コーヒー浣腸をやったからといって、大腸の細菌バランスが改善するわけではない

コーヒー浣腸をやると悪玉菌が排泄されると同時に善玉菌も流れ落ちてしまい、大腸の細菌バランスが乱れます。そのため善玉菌が少なくなり、ビタミン

や栄養素の吸収も減ってしまいます。

③免疫低下

当然免疫力は低下します。免疫の八〇パーセントが小腸のパイエル板にあるということが最近わかってきました。そして、コーヒー浣腸などで大腸が洗われると小腸の免疫が活性化しないこともわかってきました。

④ぜん動運動をする力が失われる

コーヒー浣腸を毎日のようにやっていると、自力排便が不可能となります。これは極めて問題です。しまりの悪くなった肛門、自力でぜん動のできなくなった腸は他の病気をひきおこすことがあります。

⑤よい便（太い便）が作られなくなる

いつも下痢状で流すので、よい便が作られません。年中下痢していれば当然エネルギーは低下します。

こうしたことからコーヒー浣腸はおすすめできません。やるとしても二週に一回くらいが妥当かと思いますが、効果としてはファスティング（半断食）の比ではありません。

「消化酵素」を浪費するほど、病気はやってくる

人間の体内で作られる酵素は、消化酵素と代謝酵素の二種類に分類されることは先に述べましたが、この二つの酵素には密接な関係があります。

どういう関係かと言えば、**「消化酵素を使い過ぎれば代謝酵素は不足気味になり、消化酵素を浪費しなければ代謝酵素は十分に体内で生産されるようになる」**ということです。

もともと体内で生み出される酵素は、「潜在酵素」と呼ばれ、「消化」と「代謝」の二つの機能を持ち合わせています。体内の潜在酵素は一生に作られる量が決まっていると述べましたが、一日に作られる量もほぼ決まっていると考えられています。

ですから、酵素不足の食生活を続けていると、代謝酵素として使うことのできる酵素の量が、減ってしまうのです。

代謝酵素が不足気味になると、代謝がうまくいかなくなり、その結果免疫力が落ちたり、エネルギー回路が回らなくなったり、排泄がうまくいかなくなったりした

消化酵素と代謝酵素のバランス

健康な人の場合

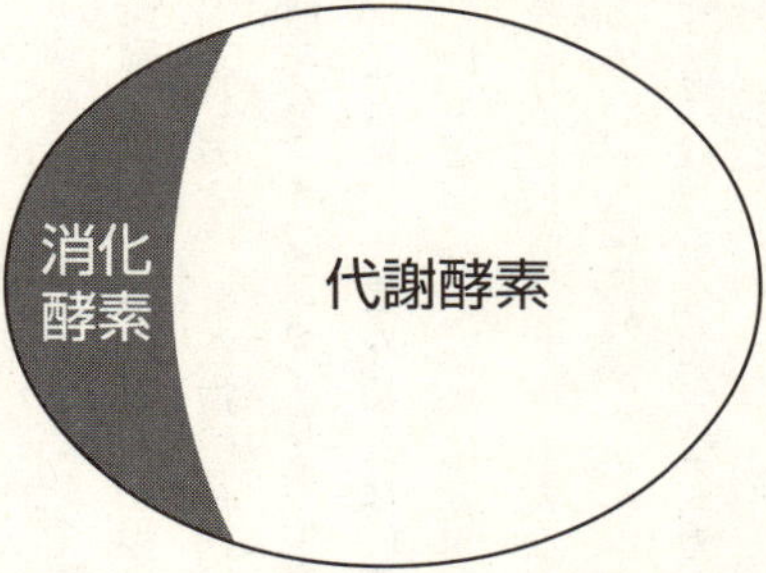

酵素たっぷりの食生活を送っていると、消化が順調に行われ、代謝酵素を温存し、有効に体のために使うことができる。

不健康な人の場合

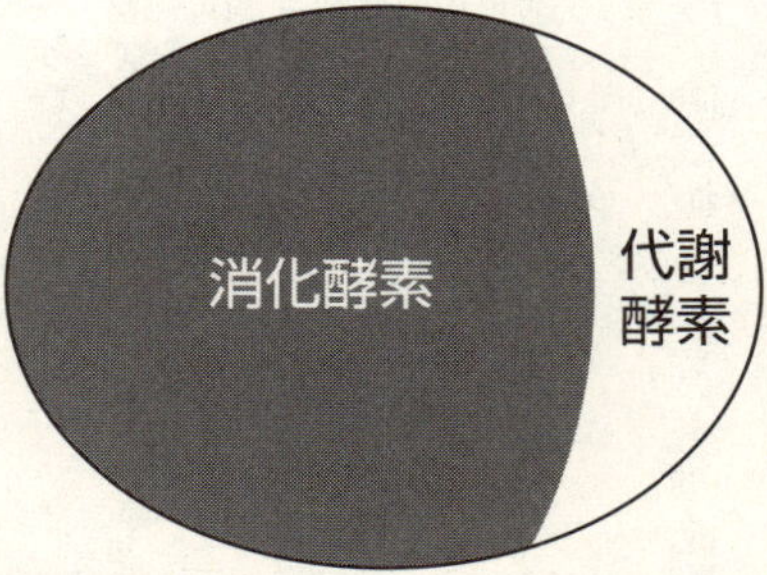

酵素の少ない食生活を送っていると、消化のために消化酵素が多量に消費されてしまうので、その分代謝酵素が少なくなり、体に負担がかかる。

結果、病気にかかりやすくなり、老化が進んだりします。

そのため、いつまでも元気で病気にならずに過ごす最大の秘訣は、代謝酵素を十分に作り、代謝機能を高めることと言えます。そのためには消化酵素を節約する必要があります。代謝酵素＋消化酵素＝一定、だからです。

消化酵素を節約する最善の手段は、食生活を見直し、酵素たっぷりの食事を摂ることが何よりです。また食べ過ぎ、飲み過ぎをしないで、常に「腹八分目」を心がける、健全なライフスタイルを心がける、酵素を阻害する行為（コーヒー浣腸ほか）をしないことが、大事なことなのです。

私たちは生きていくために食事をします。しかし、ただ食物を食べただけでは、栄養素を体内に取り入れ、必要なエネルギーに還元することはできません。そこで活躍するのが、「消化酵素」です。

消化酵素は、口から入った食物を消化するために使われますが、その種類は多種多様です。炭水化物を分解するアミラーゼ、脂肪を分解するリパーゼ、タンパク質を分解するペプシンなどがその代表格です。

これらの酵素は、口の中で咀嚼《そしゃく》された食べ物が食道を通り、胃、小腸へと進んでいく段階で、各々の栄養素が体の中に取り込まれやすいサイズまで小さくなるように、頑張って仕事をしています。

そして、栄養素はほとんど分子レベルに近いサイズにまで分解され、小腸の微細な穴（栄養吸収細胞）を通じて体内に吸収されます。

この栄養素が血液を通じて身体全体に運ばれ、「代謝酵素」との相互関係によって、内臓、血液、骨格となり、さらには自己免疫力になっていきます。この過程が「新陳代謝」と呼ばれるものです。

一度にたくさんの量を食べたり、加熱した料理ばかりを食べたり、焼肉や天ぷら、トンカツなどの油っこい料理を食べたりすると、消化酵素が多量に消費されます。その結果、代謝酵素が不足してしまいます。

逆に酵素がたっぷりの生野菜や果物をメインにした食事を摂っていると、食物自体に消化酵素がふんだんに含まれているので、消化酵素を節約することができるのです。そしてその結果、代謝酵素が体内でたっぷり作られる状態になり、新陳代謝はどんどんよくなり、免疫力もアップし、病気を寄せつけない体になります。

さらに恐ろしいことには、**消化酵素を無駄づかいする生活を続けていると、消化**

不良（消化がしっかりされない状態）に陥りやすく、これが続いていると、腸内に悪玉菌が増えてしまい、その悪玉菌に導かれるようにして病原菌も体内に侵入しやすくなってしまうのです。

「たかが食事」と考えずに、毎日の食事のメニューや摂り方によって、あなたの体内の酵素量が変化し、健康を左右するのだということを、ここでしっかりと肝に銘じていただきたいと思います。

「生きた酵素」はどうやって摂ることができるのか

野生の動物は、一般的にはすべて「生食」です。草食動物は生の植物を、ライオンやチーター、トラなどの肉食獣も生肉を食べているので、酵素食を毎日摂っていることになります。ライオンやチーターなどは、草食動物の腸の中の未消化物を主に食すので、限りなく草食に近い肉食動物と言えます。**自然界では、すべての生の食べ物に、正しいバランスのとれた大量の食物酵素が入っているのです。**

そのおかげで、彼らはまず病気はしません。野生の動物は自然に死ぬか、食物連鎖の中で食べられて死ぬかのどちらかです。

しかし、人間と家畜は加熱食をやたらと食べます。〝無酵素食〟を摂取することが多いため、ガンやその他の難病奇病、生活習慣病などにかかりやすくなるのです。

野生動物の唾液中には、消化酵素がまったく含まれていません。しかし人間の唾液の中には、アミラーゼ、プチアリンが非常に多く含まれています。ちなみに炭水化物が多い熱を加えたエサを動物に与えると、一週間以内に酵素が出現してくるという実験報告があります。

さらに衝撃的なことに、スウェーデンでの研究によると、動物を育てる場合、小さいうちから加熱食ばかりを与えると、最初はよく成長しますが、大人（イヌなら二歳以上）になった途端に急速に老化が進み、様々な病気にかかるようになったそうです。逆に小さいうちから生食ばかりを与えていると、老化の進行は遅く、いつまでも若々しく長寿だったそうです。

こうしてみると、**現代の日本人の食生活がかなり健康によくないものであることが、おわかりいただけると思います。**

では毎日の食生活では、どのような食物を食べれば、酵素をたっぷり体内に摂り入れることができるのでしょうか？

私は患者さんに**「とにかく、生野菜と果物をたっぷり摂ってください」と食事指導の際に言っています。**

今の日本で、生食オンリーで毎日の食生活を送ることは至難のわざと言えるでしょう。しかし、生野菜や果物を食卓に切らさないようにすることなら、そんなに難しくないと思います。

生野菜や果物は、「生きた酵素がたっぷり含まれている」ことに加え、次のようなメリットがあります。

①抗酸化栄養素（ファイトケミカル、ビタミン、ミネラル）がふんだんに含まれている
②良質な水分が、たっぷり詰まっている
③良質のアミノ酸（タンパク質が事前消化されている）が多い
④食物繊維が豊富
⑤果糖、ブドウ糖などの糖分が、最良のエネルギー源になる
⑥質の高い脂質が含まれている

これらのメリットのひとつひとつが、健康を守るうえで欠かせません。

ひと昔前までは、「野菜は生で食べるより、煮炊きしてカサを減らしたほうが量が食べられるので、ビタミンや食物繊維がたくさん摂れる」と言われていました。

確かに、野菜の中には加熱調理したほうが、栄養価が上昇し、消化がよくなる食品もあります。しかし加熱すると酵素は死んでしまいますし、ファイトケミカルも大幅に減少してしまいます。

そのためベジタリアンで毎日大量の野菜を食べている人も、加熱調理したものの割合が高ければ、酵素不足状態に陥っていることがあるのです。すべての野菜を生で摂ることは難しいでしょうが、毎食一品は生野菜を使ったメニューを付け加えることくらいなら、無理せずにできるのではないでしょうか？

野菜や果物が苦手という人も、新鮮な果物を使ったフルーツジュースやすりおろし野菜なら、抵抗なく摂ることができます。大根などの野菜は、すりおろすことで酵素が活性化して、さらに体にプラスの作用を与えるというメリットもあります。

4章ではすりおろし野菜や果物を使った酵素食のレシピを紹介しているので、ぜひ毎日の食事に取り入れてみてください。

「排泄」「消化」「吸収」、24時間に3つのリズムを

今の日本の社会は、二四時間、街も人も休むことがありません。しかし、人間には太古の昔から、体に刻みこまれている「生理的リズム」があります。これを崩してしまうと、健康を害することになります。

「酵素栄養学」では一日二四時間を三つに分け、それぞれ「排泄・消化・吸収」のための時間と考えています。このリズムを守るようにすれば、あなたの新陳代謝はよくなり、貴重な酵素を温存することができます。

まず午前四時から正午までは、不必要なものを体外に出す「排泄」の時間です。私たちは寝ている間に大量の汗をかきますが、これも排泄作業の一つです。

この時間帯は、汗、尿、便などとともに、身体に蓄積した疲労物質や毒素、老廃物を体外へと出す作業をします。目が覚めてしばらくすると自然に便意をもよおすなら、あなたの体のリズムは順調に整っています。

正午から午後八時までは、「栄養補給と消化」の時間です。この時間帯にきちん

と食事を摂ると、消化酵素も活発に働いているので、しっかり栄養素を消化→吸収することができます。

そして午後八時から朝の四時までは、「吸収と代謝」の時間。眠っている間も、体内では新陳代謝が活発に行なわれ、翌日の活動のために体がさまざまな準備を行なっています。

このリズムを崩さないためには、食事の時間と就寝、起床の時間をある程度決めて、それを守るようにすることです。

例えば深夜に夜食を摂る習慣があると、本来は「吸収と代謝」のための時間帯に「消化」の作業をしなければならなくなってしまいます。本来は休んでいるはずの消化酵素が活動し、逆に活発に働いているはずの代謝酵素が活性化しなくなるので、酵素の無駄づかいになってしまいます。

仕事帰りに飲みに行った後、真夜中にラーメンを一杯……などという生活を続けていれば、体内リズムを狂わせるばかりか、生活習慣病への道まっしぐらです。

また睡眠時間は、なるべく「吸収と代謝」の時間帯にたっぷりとるようにしたいものです。同じ八時間の睡眠でも、午後十一時に寝て朝七時に起きるのと、午前二時に寝て朝十時に起きるのでは、体の休まり方がまったく違います。できるだけ午前〇時前には、床に就くようにしましょう。一日の疲れをしっかり癒し、体内の老廃物や毒素をデトックスできます。

一日三回の食事も、体のリズムに合った摂り方を心がけるといいでしょう。

朝は「排泄」の時間帯なので、排泄を促すように、生のものだけを摂るのが理想です。フルーツ一種類に、生野菜おろし、生野菜サラダなどの組み合わせがおすすめです。デトックス効果を上げるために、起きてすぐに質のいい水を、たっぷり飲むことも大事です。

ちなみに「朝食」は英語で「ブレックファスト（breakfast）」と言います。ファスト（fast）という言葉は「断食」を指し（もちろん「早い」という意味が一般的ですが、宗教用語に「断食」という意味もあるのです）、その断食を破る（=break）という意味が、「朝食」となります。

例えば前の日に午後七時に夕食を摂って、朝食を午前七時に食べるとすると、約半日のプチ断食を破るのが、「朝食」になります。断食後の食べ物は軽いものでないと胃腸に負担がかかるので、重い食事は向かなくて当然というわけです。

昼食は正午過ぎに、夕食はなるべく午後八時までに摂るようにしましょう。そして少なくとも眠る二〜三時間前には、食事を終えるようにするのが理想です。**食べてすぐ眠ると、胃のペプシンやアミラーゼはまったく働かないため、胃の中で腐敗現象が起こり、胃ガンを引き起こす犯人とにらまれているピロリ菌が増殖してしまいます。**

夜更かしをよくする。朝寝坊しがち。遅い夜食を摂ることが多い。朝ごはんをたっぷり食べる習慣がある。このような人は、すぐに生活のリズムと食事の摂り方を変えてください。今気になっている体の不調が、スッキリ改善されるはずです。

定期的な半断食が、内臓を元気にします

健康を維持し、病気にならない体になるためには、食物酵素をたっぷり含んだ食事を摂ることが大事ですが、ときには内臓を休ませる「半断食」をするとさらに効果的です。

現代の日本人の大半は、「過食」の状態にあります。ステーキに天ぷら、焼肉に

イタリアンと、大量の消化酵素を使わなければ消化できないような料理を、毎日のように食べている人がたくさんいます。胃腸をはじめとした消化器は、悲鳴を上げていることでしょう。

お酒をよく飲む人は、肝臓がフル回転を強いられ、疲れきっていることでしょう。

そんな過酷な労働に耐えている内臓（特に消化器系の内臓）を休め、もとの正常な状態に戻してあげるには、「半断食」を定期的に行なうのが一番です。

野生動物は体調が悪くなると、一切エサを食べなくなります。ペットとして飼われているイヌやネコも、体調が悪いときは何も食べません。もし食べるとしたら、雑草をかじるくらいです。彼らは本能的に体調を整えるコツを知っているのです。

病気のときに「早く元気になるように」と、食事をしっかり摂るように言われたことのある人も多いでしょう。しかし、これからは体調が悪いときは、半断食をしましょう。

私がおすすめするのは、まったく何も食べない断食ではなく、少量のフルーツや大根おろしなどを食べる「半断食」です。

二～四日間ほどの短期間でもある程度の効果はありますが、日頃の食生活でたまりにたまった宿便を出して、身体を浄化したいという人は、五〜一〇日間くらい行なうと効果的です。

半断食の最大のメリットは、大腸の腸壁にビッシリとこびりついた「宿便」を排泄できることです。積もり積もった宿便は腐敗毒を撒き散らし、血液を汚し、さまざまな病気の原因となります。

また半断食には、**食べる量を減らすことで消化酵素を節約し、内臓を休ませ、代謝酵素の働きをアップするというメリットもあります。**

およそいろいろな健康法の中で、半断食ほどあらゆる体の不調をよくする方法は他にありません。半断食をすれば、胃、小腸、大腸、肝臓、腎臓、心臓、肺など、あらゆる臓器の休息につながり、からだに貯まった「細胞便秘」（細胞内に貯まった悪しき脂肪やコレステロール、プラークなどのこと）をしっかり排泄でき、全身の浄化ができます。

半断食をすると、体調は極めてよくなります。慢性的な肩こりがある人も、頭痛や腰痛に悩まされている人も症状が軽減し、時にはひどかったイビキがなくなったという人もいるくらいです。

ただし、頭痛や吐き気、下痢、全身倦怠、食欲不振などのさまざまな好転反応が出ることがあります。正しい方法で行なってください（詳しくは5章を参照）。

睡眠のいちばんの目的は、酵素を生産することだった！

質のいい食事と睡眠は、健康を維持するために欠かせないものです。ぐっすり眠った翌朝は、頭も体もすっきりして、元気いっぱいになれるものです。

このように睡眠の目的は「心身を休めるため」と皆さん思っているでしょうが、「酵素栄養学」の視点から見ると、実はもっと明確な目的があったのです。

それは、**人間の体の中では眠っている間に「酵素の大量生産」が行なわれ、その酵素を使って体内では代謝活動が活発に行なわれているのです。**

前にも述べたように、「酵素栄養学」では午後八時から午前四時までは「代謝の時間」とされています。「代謝」とはひと言で言えば、全身すべての臓器の点検、修理、入れ替え、補修作業を行なうことです。古いもの、いらなくなったものを壊し、新しくしたり、改善したり、捨てたりする作業が体内で行なわれているのです。

生命維持に不可欠なこの「代謝」をしっかり行なうため、起きて活動している時間帯ではなく、睡眠中にやるわけなのです。

ですから夜更かしや徹夜をしていると、酵素の生産が思うように進まず、代謝酵素が不足した状態に陥り、疲れがとれなくなってしまいます。そして、次第に老化しやすく、病気になりやすい状態になってしまいます。酵素の生産効率をアップさせるには、質の高い睡眠をとることが大事です。ただ長時間眠るだけでは、質の高い睡眠とは言えません。**繰り返しになりますが、なるべく「代謝」の時間帯に長く睡眠をとるようにしたいので、遅くとも午前〇時までには就寝しましょう。そして、七〜八時間はたっぷりと眠りましょう。**

またぐっすり眠れるように、就寝前に半身浴をして血行をよくしたり、足裏マッサージをして、体をリラックスさせてあげることもいいでしょう。瞑想をして頭を空っぽにする時間を作り、精神をリラックスさせることも大切です。また、寝る前に質のよい水を一杯〜二杯飲むことも重要です。血液が滞るのを防ぐためです。

「まだまだ若い奴らに負けずに、徹夜で仕事できるぞ」と自信をもっているあなた、その考えは寿命を確実に縮めてしまいます。いくらバリバリ仕事をこなしても、病気になってしまっては、元も子もありません。ぜひ、早寝早起きに生活スタイルを改善していってください。

酵素を賢く使えば、元気に一五〇歳まで生きられる

ここまでの話で、健康と長寿にいかに「酵素」が欠かせないものかということが、わかっていただけたと思います。私は普段から患者さんたちに、「どうせ長生きするなら、PPKでいきましょう」とお話しています。

この「PPK」とは、〝ピンピンコロリ〟の略で、「死ぬ時は前日まで元気で、朝になったら死んでいた」というのが理想的だという考え方のことです。

大昔の英雄は、誰もが「不老不死」を願いましたが、今の世の中では、「不老不死」を望む人などいないことでしょう。

しかし、できることならずっと健康で、病院などへ一度も行かず、毎日はつらつと生き、死ぬときは「PPK」で寝ているうちにあの世へ……というのは、理想の死に方の一つの形だと思います。

ただ、「PPK」には条件があります。六〇歳や七〇歳では、駄目です。せめて九〇歳以上生きなければ、「PPK」にはなりません。

こういった「病気知らずで、長生きして最後は眠るように終わる」という生涯を全うするには、「酵素」の存在が欠かせません。

私は今までの経験から、**人の「酵素貯蔵量」は少なくても一五〇歳分くらいはあるのではないか？ と考えています。**ですから体内にある「潜在酵素」を無駄づかいしないライフスタイルを心がけ、良質の生きた「酵素」を食事から、必要に応じてサプリメントからたっぷり摂る……。そんな生活を続けていけば、一五〇歳まで寝たきりにならずに生きることも、まったく不可能ではないと思うのです。

現代人は酵素の無駄づかいばかりしていると言っても過言ではありません。

仕事や人間関係ではストレスだらけ、食事は酵素ゼロの加熱食オンリー、夜ふかしに徹夜、そして喫煙に大量の飲酒……。こんなことを続けていたら、平均寿命の八〇代はおろか、四〇代や五〇代の働き盛りで、生死をさまようような病にかかってしまっても、文句が言えません。

現代の西洋医学の最大の盲点は、「病気の予防」に対してのノウハウがなさすぎることです。何か体にトラブルが起きてから病院に駆け込んでも、その時点で手遅れという例は決して少なくありません。

今や日本は人類史上初とも言える、高齢化社会に突入しています。老人が老人を介護・看病せざるを得ない事態も増えてきています。なるべく人様に迷惑をかけず、元気に自分らしく生きるためには、食生活をはじめとしたあなたのライフスタイル全体を、しっかり見直す必要があるのです。

そこでこの章の最後に、**「酵素を活性化し、元気で一五〇歳まで長生きするための一〇の心得」**を紹介しましょう。

1. ウォーキングを毎日行なう

代謝をよくし、酵素を活性化するには、軽い運動が欠かせません。無理なくできる運動の代表が、ウォーキング。最低四五分以上、早足で歩くと効果的です。ぜひ毎日行ないましょう。

2. 下半身浴または足湯を毎日行なう

下半身をしっかり温めることも、代謝アップに必須です。サウナや岩盤浴で、たっぷり汗を流すことも体にいい影響を与えます。

3．足裏マッサージをする

足裏は内臓の鏡そのもの。特に土踏まず全体と、副腎と肺につながる、かかとから土踏まずの間をしっかりともみましょう。

4．毎日午前〇時までに寝て、七〜八時間は睡眠をとる

午後八時から午前四時までは、「吸収と代謝」の時間。早寝早起きで質の高い睡眠をとれば、酵素を温存できます。

5．食事は生野菜、フルーツを毎食摂る

酵素たっぷりの生野菜、フルーツは朝昼晩、毎食摂るように心がけましょう。寝る前に生水も飲みましょう。

6．朝食は軽く、夕食は八時前に

前にも述べましたが、「消化」「吸収」「排泄」の体のリズムに適った食事の摂り方を心がけましょう。

7．一日一回は大笑いする

笑いがＮＫ（ナチュラルキラー細胞）などの免疫細胞を活性化することは、今やよく知られた事実です。

8. ストレスをためこまない

ストレスのない人はいません。問題はいかにストレスをためこまず解消できるかです。朝起きたら「今日も楽しんで過ごそう」と思うと、一日がたいへんよいものになります。一〇〜三〇分程度瞑想をして、頭を空にするのもいい方法です。

9. 体に悪いものや悪習慣を避ける

ショ糖の多いもの、タバコ、アルコールの過剰摂取、高脂肪食、加熱食だけの食事、酸化した油脂、無繊維食または低繊維食、高塩食、過食、夜食、高タンパク食などは、健康の敵です。

10. ときどき半断食をする

消化器官を休ませ、宿便を出し、あらゆる体調不良を改善するのに最適な方法。酵素の温存にもつながります。

この一〇の心得なら、そんなに無理せずにあなたも実践できることと思います。

今すぐに悪しき食習慣やライフスタイルを抜け出して、ぜひこの心得を忘れずに毎日を過ごしてください。健康な人はより健康に、体調がすぐれない人もきっと、体が少しずつ元気を取り戻していくのが実感できることと思います。

2章

病気にならない人は、何を食べているのか

酵素医療の現場からの新たなる発見

病気になってから考える、西洋医学の落とし穴

今の日本は、空前の「健康ブーム」です。「体にいい」と言われる食べ物や運動方法などの情報がマスコミで紹介されると、すぐにたくさんの人が飛びつきます。

しかし「健康の特効薬」などは、この世にありません。一見日本人は「健康願望」が強いように見えます。**しかし本当の意味で「病気にならないライフスタイル」の重要性を理解し、実践している人は、まだまだ少ないように感じます。**

仕事や育児などで忙しい働き盛りの年代では特に、病気になるまで自分の体のことなど考える余裕がない……という方も多いように見受けられます。最近でこそ、年に一度の健康診断を受ける人が増えてきましたが、健康診断ですべてのあなたの健康状態がわかるわけではありません。

いつまでも病気にならずに健康に暮らすためには、「病気の原因を作らない生活を常に送る」のが、最善の方法です。はっきり言って、**病気になってから、体のことを考えるのでは遅すぎるのです。**

人がなぜ病気になるのかは、次の三つの原因に集約されていると思います。

1．食生活の乱れ

2．強いストレス

3．悪い環境と悪い生活習慣（喫煙、アルコールの過剰摂取、不眠など）

これらは人間の体をむしばむ三大要因です。そして、この三つの要素を遠ざけるようにライフスタイルを変えていけば、誰もが病気知らずに生きていけるはずです。

そしてこれらの中でも、特に重要なのが1の「食生活の乱れ」です。

2、3も軽く見てはいけませんが、現代社会においてストレスをまったく受けずに生きるのは大変難しいことです。また環境や気象条件から人間が受ける影響は、自分の力でどうすることもできない部分があります。

最近、何でもかんでもストレスを病気の原因にする人が増えていますが、世界中にストレスを感じない人など、それこそ赤ちゃんからお年寄りまでひっくるめても、一人もいないことでしょう。

それよりも「ストレスで食べ過ぎた」「ストレスで酒を飲み過ぎた」といった、ストレスに端を発する食生活の乱れのほうが、直接体調不良の原因になっているのです。

間違った食生活が、現代の欧米諸国、日本などが苦しんでいる〝文明病〟とも言えるさまざまな生活習慣病の原因である――と、初めて明言したのは、アメリカの「マクガバン報告」です。

一九六二年、アメリカの医療費は三一六億ドルでした。ところが、一九七五年にはその約四倍の一一八〇億ドルという激増ぶりを示し、このままでは医療費が国を潰しかねない状況に陥っていました。

そこでアメリカは、これだけ病人が増えてしまった原因の根底は、国民の食生活にあると考えました。特に最大の死因となっている心臓病の原因は、食生活にあるのではないか？　食生活の改善を行なえば、病気が予防できるのではないか？　と考えたのです。

そして一九七五年に特別の調査委員会が作られ、チームが結成されました。これがアメリカ上院栄養問題特別委員会です。委員長がマクガバン上院議員だったことから、「マクガバン委員会」と呼ばれ、この委員会の調査は二年間にわたって行なわれました。

その結果出された結論は、**「問題のカギは食べ物だ。食べ物を改めればアメリカの病根はたちどころになくなる」**というものでした。そして体にいい食材として注目されたのは、ビタミン、ミネラル、食物繊維などが豊富な生の野菜や果物です。

酵素栄養学が確立されるのはこれより少し後ですが、本書で繰り返し述べている〝酵素たっぷりの食事〟が、あらゆる慢性病の予防に効果的であることが、すでに三十年以上前にわかっていたのです。

以来アメリカでは、「食べ物と病気の因果関係」について、たくさんの研究や報告がなされるようになりました。そしてそれらの報告に伴い、医療界も従来の西洋医学的な治療だけではさまざまな病気を治すことはできないと考え、新しい治療法、予防医学、食事指導などを取り入れるようになってきました。

ガンなどの病気は、食事を替えることで大幅に罹患率を下げることができることもわかり、食事による病気予防には感心がさらに高まっていきました。

その結果、アメリカではガン罹患率・死亡率はグッと減り、肥満人口も激減。病気になる人が、確実に減ってきているのです。

それに引き替え、日本の状況はどうでしょうか？　食事の大切さに気づいている医者は少なく、まだまだ「病気は薬で治すもの」という考え方がはびこっています。病気になる前に、病気にならない食生活を始め、実践する。そんな当たり前のことの大切さを、まだまだわかっていない日本の医者は、残念ながら多いようです。

「早死する医者」がなぜ減らないのか？

私は昔から、不思議に思っていることがありました。

「なぜ、病気の専門家である医者が病気にかかって、早死してしまう例が多いのか？」

ちなみにアメリカでは、病院勤務の医者の平均寿命は五八歳〜六五歳くらい、という情報があります。確たる統計ではありませんが、アメリカでは「医者は短命」で通っているのです。「医者の不養生」とよく言われるように、「医者は自分は病気になるのを、防げていない」証拠のような話なのです。

アメリカというのはおもしろい国で、医者のタイプが二極分化しています。一つは先に述べたように「病気は食事や生活習慣の改善で予防できる」といった考え方に基づき、西洋医療だけに頼らず、さまざまな治し方を取り入れて〝代替医療〟を行なっている医者たち。そして、もう一方には最先端の検査技術や手術方法、医薬品などを駆使して、病気を治そうとする〝西洋医療一辺倒〟の医師たちもたくさんいます。

西洋医療とは「検査が上手にできる医療」であり、急性の疾患に対して医薬品を使った「対症療法」がメインです。「予防する」とか「健康にする」といった発想はほとんどないに等しいと私は思っています。

これでは、医者が自分の病気を予防できないのも仕方ないことなのです。

また治療のために用いている西洋医薬には、いくつかの大きな問題点があります。西洋医薬は純度の高い化学物質からできているので、長期間投与し続けると必ずと言っていいほど体に害を及ぼしてしまうのです。

強い副作用が出たり、飲み続けることで腸内にある百種百兆個の菌の中の善玉菌を殺しかねないというデメリットもあります。特に抗生物質と抗ガン剤は善玉菌まで殺してしまうし、免疫力を落とすということがわかっているので、投与する量を誤ると大変なことになります。

人間の体は、自然界に存在しないものは受け付けないようにできています。だから西洋医薬を飲み続けていると、副作用が出るのは当然です。しかも病気の予防効果はないに等しいので、かえって体調を悪化させてしまうことだってあるのです。

もちろん西洋医療にはいいところもあります。急性疾患やケガなどに対しては、優れた救急治療を施すことができます。

しかし、**長年の悪しき生活習慣や食生活が原因となって表れる〝慢性病〟に対しては、西洋医療は歯が立たないのです。**ほとんどの病気は、正しい食生活を送ることで予防ができるのに、そこにはまったく関心を示さない医者が多いことは、私からすると不思議でならないのです。そこに「西洋医療の限界がある」と、私は思っています。

日本ではガン患者が増え、アメリカでは減っている事実

日本人の死因は、ガン、脳血管疾患、心疾患が上位を占めますが、昭和五〇年代半ば以降はガンがずっと一位です。**ガン患者の数は減ることがなく、今や「国民病」**

と言ってもいいほど、日本におけるガンの状況は深刻です。

一方アメリカのガン患者はどんどん減っています。前にも述べましたが、一九七七年に「マクガバン報告」が発表されて以来、アメリカでは食物と病気の因果関係が徹底的に解明されました。そして生野菜や果物の効能が見直され、全国民に向けて「食生活の改善」の呼びかけが行なわれたのです。

またガンの治療にも、植物由来の物質を多く用いたり、食事療法を取り入れたり、強力なサプリメントを使ったりと、とにかく抗ガン剤の使用量を減らし、別の方法で治そうという風潮が強くなってきました。

その結果、アメリカでは一九八九年まで上昇し続けたガンの罹患率・死亡率が、一九九〇年を境に罹患率が毎年〇・七%、死亡率が毎年〇・五%ずつ減少を始めたのです。**ガンの罹患率・死亡率ともにこれだけ減っているのは、先進国では唯一アメリカだけです。**

そしてついにガンの罹患率は一九九五年に日米で逆転し、しかもその差は年々開くいっぽうです。日本の医療関係者は、この現実をもっと真摯に受け止めるべきではないでしょうか？

また現在アメリカでは、ガン治療に〝酵素〟がさかんに使われています。私もここ十数年で、ガン治療にはタンパク質分解酵素「プロテアーゼ」が大変効果的であることを確信するようになりました。

正しい食事療法と酵素を使った治療をすれば、手術が不可能な部位にできたガンや、転移してしまっているガンも、やっつけることは夢ではありません。

日本ではまだほとんどの場合、ガンの治療は手術で切除するか、抗ガン剤か放射線を使うことしか選択肢がない状況です。そして一定の治療が終わったら、その後の食事や生活についてはほとんど指導もなく、退院させられてしまいます。これでは、再発したり、その後体調が悪くなってしまうのは、仕方ありません。

多くの病院勤務の医者たちは、食事は管理栄養士に任せきりで、患者さんの治療に積極的に結びつけて考えていないようです。

そろそろ日本の医療関係者も、徹底的にガンを撲滅するために、「酵素医療」や「食事療法」に、目を向けてみてはいかがでしょうか？

「体にいいはず」の玄米菜食で、病気になった患者

私が「食事が病気の原因である」と思い、食事の改善なくして病気はよくならないと思い始めたのは、一三歳頃のことです。幼い頃、私は小児ぜんそくでした。ところが、祖母が毎日食卓に山盛りのキャベツの千切りを出してくれるのを食べているうちに、すっかりぜんそくが治っていったのです。

祖母や両親からの影響もあり、医者になる前から**「食事は病気を作る原因にもなれば、病気を治してくれることもある」**と思っていた私は、治療にもいろいろな食事方法を積極的に取り入れていました。

体にいい食事方法といえば、玄米菜食（マクロビオティック）をやってらっしゃる方は、多いことと思います。玄米菜食は、アレルギーやアトピー、糖尿病などの生活習慣病、ガンなどにも効果があるということから、一九八〇年代頃から流行し始めました。

私も三〇代のころ、「患者さんに勧めるなら、自分もやってみなくては何も言え

ない」と思い、毎日玄米菜食にしていました。玄米菜食では、玄米や雑穀などの日本古来の全粒穀物と、丸ごとの旬の野菜、海藻、豆、ゴマ、漬け物などしか食べません。

始めてしばらくすると、なんとなく体が軽くなった気がして、これはいいと思っていましたが、数カ月続けてみたところ、異変が起きてきました。朝の目覚めがスッキリせず、鉛のように足腰は重く、頭痛やひどい疲労感に襲われてしまったのです。また、さらに追いうちをかけるような出来事もありました。

今から十年以上前のことですが、知人の女性（四九歳）が膵臓ガンにかかり、わずか一カ月くらいで亡くなってしまったのです。彼女は熱心な玄米菜食主義者でした。

「最近、ものすごく腰が痛いんですが」と連絡があってからわずかの間に、彼女は末期の膵臓ガンであることが判明し、あっという間にこの世を去ってしまいました。

そこで私は、**彼女が二十年以上加熱した食物しか摂っておらず、生のものを一切食べていなかったことを思い出しました。**

玄米菜食は、野菜中心の食事という面ではとても体にいいものに違いないのですが、基本的にほとんどの材料を加熱調理します。

加熱調理したものしか食べないと、野菜中心の食事をしていてもこんなことになるのかもしれない……と、元気だった彼女の声を思い出しながら、私は考え込んでしまいました。その後私は「酵素栄養学」に出会い、生の野菜や果物などをたっぷり摂る食生活を実践してみました。今度はとても体調がよくなり、頭痛や肩こりもすっかりよくなりました。

食べるもの一つで、人の体調や健康状態はこんなに変わるものなのだと、自分の体験から身をもって感じています。

ただし今では私は、生のものオンリーの食生活にこだわり過ぎることも、あまりよくないと考えるようになりました。なぜなら、ほとんどの人にとって、それはかなりの無理をしないとできないことだからです。無理しなければできない食生活が、長続きするわけがありません。煮炊きした野菜にも、豊富なビタミンやミネラルが含まれ、繊維質はしっかり摂れます。

自分のライフスタイルに合わせて、生野菜と煮野菜を併用して摂ることも、大いに結構だと今では思っています。

ぜんそくもガンも脳卒中も、すべては消化不良から始まる

「最近ちょっと飲み過ぎで、消化不良気味だな……」

「おいしいものの食べ過ぎで、お腹がなんだか重たい……」

忘年会シーズンなどには、こんなセリフをよく聞きます。言っている本人は「たかが消化不良だから」というつもりなのでしょうが、消化不良を軽く見ることは危険です。

私はぜんそくやアトピー性皮膚炎、ガンや脳卒中などの病気も、すべては「消化不良」がベースになっていると考えています。

消化不良は食生活や食事内容が乱れたり、ストレスを過剰に感じたりすると起こります。誰でも一度くらいは、消化不良になったことはあると思います。

しかし消化不良が頻繁に起こっても、そのまま食生活やライフスタイルを変えないままでいると、いつの間にか病気を呼び寄せる体になってしまうのです。

人の大腸には四〇〇～五〇〇種類、一〇〇兆～四〇〇〇兆個の細菌が棲みついてい

ます。なんと、糞便一グラムあたりには、約一兆個もの菌がいるのです。大腸に棲んでいる微生物の総重量は、約一・五キログラムにも及ぶというから驚きです。

この腸内細菌は、ビフィズス菌や乳酸菌のような健康によい「善玉菌」と、大腸菌などの健康を損なう「悪玉菌」、どっちつかずの「日和見《ひよりみ》菌」の三種類がいます。

その割合は健康な状態では、善玉菌が二〇パーセント、悪玉菌が五パーセント、日和見菌が七五パーセントというバランスを保っています。

消化不良が起こると、胃、小腸、大腸の中などで、腐敗や異常発酵が起こります。そして腸内の悪玉菌が大幅に増え、善玉菌が極端に少なくなってしまいます。そのとき腸には有害物質が蔓延し、大便の形が悪くなり、悪臭が漂います。

そして**この有害物質の一部が大腸の壁から吸収され、血液が汚れて、免疫複合体が血液に増え、慢性疾患や難病を引き起こすもとになるのです。**

また大腸だけでなく、小腸、胃にも腐敗菌が増え、腸絨毛《じゅうもう》には宿便がたまり、小腸や胃に炎症が起きます。その結果、胃に悪玉菌（特にピロリ菌）が増えていくと、胃炎、胃潰瘍、胃ガンになりやすくなります。

小腸に悪玉菌が増えると、リウマチや多発性硬化症などの免疫系の疾患や、ぜんそくやアトピー性皮膚炎、花粉症などのアレルギーに侵されやすくなります。

健康な人でも、肩こりや頭痛、目まい、生理痛などが気になることがあるでしょう。私はこれらの主たる原因も、同じく「消化不良」にあると考えています。

病気を引き起こす、消化不良九つの原因

こんな恐ろしい病気やさまざまな体調不良を引き起こすきっかけとなる「消化不良」は、どんなことが原因で起きるのでしょうか？

私は主に、次の九つの原因があると考えています。これらの原因を避けるようにすれば、いい消化、吸収ができるようになり、あなたの体は一週間から十日で見違えるように健康になることでしょう。

1. 加熱食のみの食生活（もしくは生食がきわめて少ない食生活）
2. 深夜に食事をする習慣がある。もしくは食べてすぐに寝る。慢性的な睡眠不足
3. 毎回の食事が多すぎる（過食気味）
4. 朝食をしっかり摂る習慣がある（ご飯やパン、ハムエッグなどの、加熱調理し

た固形物を摂る）
5. 肉、魚、卵、牛乳など動物性食品や、低繊維食の摂り過ぎ
6. 白砂糖（ショ糖）を使った菓子類全般（和菓子、洋菓子、スナック菓子、アイスクリーム、チョコレート）などの摂り過ぎ
7. 化学薬剤の長期にわたる摂取と、タネ（豆）を生で食べる習慣
8. 酸化した油脂、トランス型油脂（マーガリンなど人工的に作った油）を使った食品の摂取。その他脂肪の摂り過ぎ
9. アルコール類の過剰摂取と喫煙、ストレス

どうでしょうか？　あなたはいくつ当てはまりましたか？

1〜3は、消化酵素を無駄づかいし、結果的に代謝酵素の不足を招いてしまいます。食事は軽めに、生の野菜や果物を意識的に摂る。寝る三時間前までには夕食を終える。これらの習慣を守りましょう。

4は、体の生理リズムに反しているのが問題です。「酵素栄養学」では、朝四時から十二時までは「排泄」の時間帯。この時間に重い食事を摂ると、消化不良を起こしがちです。

5〜8は、食べると酵素の無駄づかいをしてしまう食品などの例です。毎日の食事で「何を食べるべきか、何を食べてはいけないか」は、3章で詳しく紹介します。**食べるものによって、体が大きな影響を受けることを常に忘れないでください。**

9は、とにかく今すぐやめていただきたい「悪しき生活習慣」たちです。喫煙、多量の飲酒、過度のストレスはすべて、体内の酵素を減らしてしまいます。そして、結果的に消化酵素が不十分になり、消化不良を起こし、さまざまな病気を誘発する原因になります。タバコは百害あって一利なしです。アルコールは飲むなら週三〜四日にして、残りの三〜四日は休肝日にしましょう。一度に飲む量は、ビールならコップに二〜三杯、焼酎なら二杯、ウイスキーなら一〜二杯程度に抑えましょう。ストレスは、うまく発散するに越したことはありません。頭を空っぽにする瞑想の時間を一日に一〇分でもいいので、もつようにしてはいかがでしょう。

「完全なる消化」と「不完全な消化」の違い

消化不良を防ぐには、毎日無意識のうちに体内で行なわれている「消化のシステム」について、知っておくことがとても大切です。

たくさんの種類の酵素たちが、それぞれの役割を果たして、食物を私たちのエネルギーに変える作業をしているのだとわかれば、酵素の無駄づかいが、いかにもったいないことかがよくわかると思います。

「消化」とは食物の中にある「炭水化物、タンパク質、脂質」の三大栄養素を、小腸から吸収できるような分子レベルのサイズにまで、小さくする作業のことを言います。この三大栄養素のほかに、ミネラルやビタミンなどの他の栄養素も、同様に小腸から吸収されていきます。

私たちがものを食べると、口から入った食物は、胃→小腸→大腸へと移動しながら、消化、吸収の作業が進んでいきます。

そこでは各臓器でいろいろな種類の酵素が働き、栄養素を小さく分解していくという、緻密な作業が行なわれています。

なぜならタンパク質ならアミノ酸、炭水化物ならブドウ糖、脂肪なら脂肪酸に分解されなければしっかりと吸収できず、よい栄養として体に取り込むことができないからです。

例えばタンパク質は、アミノ酸が一〇〇〇個以上も糸で繋がれたような状態になっています。消化とはこのネックレスのようにつながった状態を、消化酵素が中心となってバラバラにする作業なので、消化酵素が不足していれば、うまく作業ができません。

タンパク質の消化は、胃の中のペプシンという消化酵素の働きで、まず大まかに行なわれます。その後小腸に入ると膵臓からの消化酵素と小腸から出る消化酵素（約一〇種類）によって、バラバラに切り離されます。酵素はネックレスのつながりの糸を切る鋭利な刃物のようなものです。

炭水化物も、ブドウ糖、果糖などの「単糖」に切り離されないと、吸収がうまくいきません。炭水化物はまず、口の中のα－アミラーゼという消化酵素の働きで、胃や腸で消化作業が進めやすいサイズに小さく切り離されます。よく噛んで、しっかり唾液を混ぜることで、消化作業はスムーズになります。**ですから「よく噛むことは、「完全なる消化」をするために、とても大切なのです。**

胃の中には炭水化物の消化酵素は以前はないと考えられていましたが、最近は胃上層にアミラーゼが存在することがわかってきました。そのアミラーゼの作用により大ざっぱに消化され、胃酸の働きで分解しやすいように、軟らかくほぐされます。その後、小腸でマルターゼ、フルクターゼなどの消化酵素によって、単糖のブドウ糖や果糖になり、吸収できる状態になります。

また脂肪はネックレス状ではなく、イモ虫のような三つの脂肪酸が、グリセロールに繋がった状態になっています。この繋がりを断ち切ることが、脂肪の消化にあたります。リパーゼという消化酵素が、脂肪の消化には活躍します。

このように消化は、それぞれの栄養素にあわせて、消化酵素が胃酸や補酵素、胆汁などと共同作業を行なうものです。**消化酵素が十分になければ、「完全なる消化」を行なうことはできません。**完全なる消化ができないと、栄養がしっかり吸収できないばかりでなく、さまざまな弊害が起こるのです。

「不完全な消化」でいちばん問題になるのは、消化しきれなかった残留物が、腸内で悪玉菌のエサになることです。例えばタンパク質が完全に消化されないと、「窒素残留物」というタンパク質のかけらが残りますが、これは悪玉菌の大好物です。

前にも述べましたが、悪玉菌が増えると腸内は腐敗、異常発酵を起こし、血液を汚します。そして、さまざまな疾患の原因になります。

「完全な消化」を毎日できるように食事に気をつけることこそが、健康を守るうえでいちばん大切なことなのです。

胃薬を飲めば飲むほど、胃が悪くなる

「消化不良が、あらゆる病気の原因になる」と述べましたが、ちょっと食べ過ぎたり、飲み過ぎたりすると、誰でも消化不良になります。消化不良を防ぐには、過食やストレスを避ける生活をするのがいちばんです。しかし時には羽目を外して、飲んだり食べたりしてしまうこともあるものです。

消化不良で胃がもたれたり、気分が悪くなったりすると「胃薬を飲まなくては」と思う人は多いことでしょう。

しかし**「胃薬を飲み続けていると、さらに胃が悪くなる」という皮肉な結果が待ち受けていると知っている人は、まだまだ少ないようです。**

前に説明したように、消化は基本的には消化酵素と補酵素（ビタミン、ミネラルと消化液など）によって行なわれます。消化酵素が十分あり、消化液（胃酸）の働

きもよければ、消化不良になることはありません。しかし酵素不足の食生活を続けて、胃酸が不足すると、消化不良になってしまいます。

胃酸の主成分は塩酸で、ペプシノーグルという酵素をペプシンに変える働きがあります。ペプシンは「タンパク質分解酵素」ですので、胃酸が少なく、しかもペプシンの分泌も少なければ、タンパク質の消化が悪くなります。同時に炭水化物の消化もおろそかになってしまいます。

胃薬のテレビコマーシャルなどを見ていると、あたかも「胃酸過多が消化不良や胃の不調の原因」のように思えますが、実はまったく逆です。

実際は「胃酸過少」または「胃酸ゼロ」の状態が続くことで、胃の中に腐敗菌が増え、反射的に「胃酸過多」になっているのです。「胃酸過多」は、あくまでも結果だけを見た状態であって、本当の不調の原因は「胃酸過少」なのです。胃酸過少などという言葉は聞いたことがないと思います。アメリカではこれがトピックになっているのです。検査をすると胃酸過少の人ばかりということがわかってきたのです。胃酸過少の原因は、①胃薬（制酸剤）、②食べてすぐ眠ったり夜食を摂ったりのライフスタイル、③過食が原因の消化不良、④過度のストレス、などが考えられます。

なかでも胃薬の常用は悪循環の大原因なので、気をつけなくてはいけません。市販されている胃薬のほとんどは、胃の動きをストップさせる作用のものばかりで、胃酸分泌はますます少なくなります。そのため胃薬を飲み続けていると、かえって消化不良を進行させる悪循環を招くことになり、消化不良はさらに進行し、別の病気のきっかけになってしまうのです（一時的に胃痛を防ぐ目的で飲むのはかまわないのですが、常用がよくないのです）。

同様に胃潰瘍《かいよう》の治療で使われる「胃酸抑制剤（抗潰瘍剤）」を長期間飲み続けることは、当然体によくありません。胃酸不足は消化不良だけでなく、ガス（おなら）、ゲップ、便秘、下痢、腹部膨満《ぼうまん》などを引き起こすもとになり、そのうち免疫も低下していくのです。

消化不良を改善するいちばんの方法は、酵素たっぷりの食事を摂ることです。また消化力が弱っているときは、半断食などを行ない、消化器官を休ませてあげることも大事です。

私たちはとかく「胃腸の調子が悪ければ胃腸薬、頭が痛ければ頭痛薬」というように、すぐに不快な症状や痛みを抑えてくれる薬を求めがちです。これは西洋医療の「病名診断→薬剤投与」という図式が、私たちの頭にしっかり叩き込まれている結果だと思います。

体に不調があったら医師の診察を受け、必要な検査をしてその結果病名を診断する。これは必要なことだと思います。しかし診断がついたら、すぐに薬剤を投与するという治療法は、どうも疑問に思えてしまいます。

ほとんどの人は、医師の診断に基づいて処方された「薬を飲む」ことが治療だと思っていることでしょう。しかし、薬を飲むことだけが治療ではありません。逆に薬を飲み続けると、体に何かしらの悪影響がでることもあるのです。**本質的な治療法である「食事内容や生活の改善」を、常に意識するようにしたいものです。まず「消化させる」ということこそ、考えなくてはならない健康法の第一歩なのです。**

自然の産物、酵素サプリメントの力

私は「酵素栄養学」に出会って以来、人間の体と酵素の切っても切れない関係の深さ、大切さを身にしみて実感してきました。そして、今や治療に欠かせない存在となっているのが「酵素サプリメント」です。

人間は年々酵素の〝潜在量〟が減ってきます。食事で生野菜や果物をたっぷり摂り、酵素の無駄づかいをしないようにライフスタイルに気をつけていても、どうしても加齢とともに酵素不足に陥ってしまいます。そして、その酵素不足がさまざまな病気を引き起こす原因になることは、すでに述べてきたとおりです。

そこで**私が現在の医療で、最も重要なアイテムのひとつと確信しているのが「酵素サプリメント」**です。酵素サプリメントは自然の食物ではありませんが、原料は天然のもの（酵母）を使用しています。

体調維持や病気の予防のために摂取することはもちろん、酵素サプリメントはさまざまな病気の治療に効果的です。アメリカではすでに多くの病気の治療に、酵素サプリメントが活用されています。

私もガンや糖尿病、肝硬変やアトピー性皮膚炎など、実に多くの症例に対して酵素サプリメントを使った治療を施してきましたが、驚くべき威力を発揮しました。

主に私が治療で使っているのは、①胃の酵素、②腸の酵素、③プロテアーゼ（タンパク質分解酵素）の三種類です。

①、②はともに、プロテアーゼ、アミラーゼ（炭水化物分解酵素）、リパーゼ（脂肪分解酵素）が含まれています。しかし、①の胃の酵素はペーハー3以下の強酸性の環境（胃の中）で働くように作られています。予備消化を徹底的に行ない、腸での消化を楽にさせる効果があります。

②はペーハー7前後の中性ないし弱酸性の環境（腸の中）で働くように作られています。腸内での消化、吸収の作業を手助けしてくれます。またこの酵素には、繊維が四二パーセントも含まれています。

繊維の力で毒素を吸着させ、腸からの吸収を防ぎ、便として排泄させる目的があります。デトックス効果の高い酵素といえるでしょう。

私が主に使っているのは①と②なのですが、③を使うことでさらにタンパク質の分解消化が促進されます。病気の人は、タンパク質の消化不良が起こりやすい状況に陥りがちです。だからより確実にタンパク質の消化ができるようにするため、③を追加すると効果が上がるのです。

また③の酵素サプリメントには、血液中に存在するタンパク質のかけら（窒素《ちっそ》残留物）によって生じた免疫複合物の分解排除や、赤血球同士がくっついた状態になってしまっている「ルロー状態」の血液を正常に戻すなどの、すぐれた効果があります。

①と②で胃と腸の消化を助け、③でさらに強化することで、慢性疾患に陥った弱った体も、少しずつ改善されていきます。

酵素サプリメントは自然の産物なので、西洋医薬と違い、副作用が一切ありません。安心して、長期間服用できます。摂り過ぎてもまったく問題ありません。

二〇世紀は、ビタミンやミネラルが人間の健康維持に不可欠なものとして注目を集めてきました。しかし二一世紀は「酵素の時代」だと、私は思っています。実際、アメリカでは酵素サプリメントが、ビタミンやミネラルのサプリメントをしのぐ勢いで販売されています。

これから日本も、ビタミンやミネラルのサプリメントに取って代わって、酵素サプリメントが普通にスーパーマーケットやコンビニエンスストアで売られる時代になっていくかもしれません。

酵素サプリメントが、消化吸収と代謝をよくする

酵素栄養学を世に知らしめたエドワード・ハウエル博士は、「酵素とは生きることを可能にするための物質であり、まさに生命の光である」と言っています。

酵素の多い食品を中心とした食生活を送ることと、酵素サプリメントを摂ることを併せて行なっていくと、相乗効果で体はどんどん健康になっていきます。

では酵素サプリメントを摂ると、具体的にどんな効果があるのでしょうか？

まず、炭水化物、タンパク質、脂肪といった三大栄養素はもちろん、ビタミン、ミネラルなどすべての栄養素が最小単位にまで分解されるようになります。そして消化がよくなり、しっかり栄養素を吸収できるようになります。代謝が活性化され、きわめて元気になります。

その結果、消化不良が原因で起きていたさまざまな体調不良が、みるみる改善されます。胸やけ、胃もたれ、めまい、下痢、頭痛、生理痛、肩こり、眼精疲労などがなくなり、体が見違えるようにシャッキリします。

肥満気味だった人は、代謝がよくなるので、細胞内余剰物の排泄が促進され、ダイエット効果が上がりやすい体になっていきます。

さらに赤血球、白血球も活発に働くようになるので、血液が正常化します。また血液循環が正常化されることで、体内に残留するタンパク質のかけらが排出され、組織内の解毒、排泄などが促進されます。

体内のどこかで炎症が起きている場合も、病原菌、病原ウイルスなどの菌の外殻を酵素が破壊してくれるため、炎症が改善されます。近年、プロテアーゼ（タンパク質分解酵素）が、ガン細胞を保護しているタンパク質の皮膜を分解し、ガン細胞を直接死滅させることも知られてきました。さらに、ガンが転移するための分裂を阻止することもわかってきました。**免疫システムを強化し、免疫力を上げる作用もあるので、ガンの治療にも、酵素サプリメントは有効に使えます。**

酵素サプリメントを飲み続けていれば、寿命が延び、病気知らずに過ごすことが可能になります。

また、何らかの病気がある人も、消化吸収と代謝のいい体に体質改善していくことで、驚くほど病状が軽くなり、元気を回復することができるのです。

「力価」の高い酵素サプリメントの見分け方

ビタミンやミネラルなどの栄養素の成分は、「一〇〇グラムあたりに〇〇ミリグラム」といったような数値で表されます。しかし、酵素が含まれる量は、そのような表示のしかたができません。

その代わり酵素のパワーは、「力価《りきか》」で表されます。力価とは、活性力であり、触媒する能力、つまり溶けやすさを基準にして酵素の威力を調べる方法です。**いい酵素サプリメントを手に入れるためには、「力価」が高いものを選ぶ必要があります（アメリカや欧州ではこの力価測定法が定められているが、日本ではまだ行なわれていない）。**

酵素の重要性には多くの研究者たちが気づいていたのに、なかなかサプリメントとして完成させることが難しかったのには、いくつかの理由があります。

酵素は顕微鏡でも確認が難しいくらい微小な存在であるうえ、摂氏四八度以上の加熱で死んでしまう〝生きた栄養素〟です。だからビタミンやミネラルのように、手軽にサプリメントにすることは難しかったのです。逆を言えば、ビタミン剤、ミネラル剤は比較的作りやすいので、これだけの大ブームになったのだと思います。しかし最近アメリカでは、質の高い酵素サプリメントを作る技術が確立されてきました。いい酵素サプリメントは「発酵」と「培養」を入念に繰り返すことでできあがります。残念ながら日本国内で作られる酵素サプリメントの大半は、「発酵」しかしていない状態のため、力価があまり高くないようです。

また、中には加熱処理したものが「酵素」として売られていますが、これはまったく効果が期待できないと私は思っています。

酵素サプリメントはきちんとした製造工程を経て作られた、力価の高いものを選ぶようにしましょう。とはいっても、個人で酵素サプリメントの良し悪しを判断するのは難しいかと思いますので、専門医に相談することをおすすめします。

腸内環境を整えると、病気の体に何が起こるか

私のクリニックでは、食事指導と酵素サプリメントの摂取を、患者さんに積極的

にすすめています。

今まで、たくさんの患者さんを酵素サプリメントの力で治してきましたが、**末期ガンや肝硬変、気管支ぜんそく、リウマチなどの難治性の病気にも、酵素サプリメントは絶大なる効果を上げてくれるのです。**

私は若い頃、大学病院の呼吸器科に勤務していました。そこで数え切れないほど多くのぜんそくの患者さんを診てきました。当時の大学病院で行なっていた治療といえば、対症療法とホルモン療法（ステロイドホルモン）ばかりでした。そこでは「肺や気管支が悪いのだから、肺や気管支のみを治療する」という考え方が普通でした。

しかしこの治療法で完治する人は、皆無に等しかったのです。ステロイドホルモンを使った治療では、どんどん処方される量が増え、長期間経つと強い副作用が出てしまうのです。その最悪の結末が突然死です。

こういった治療法に疑問を抱き続けていた私は、その後一つの治療法を見出しました。それは、「腸の改善」です。「呼吸器系の病気なのに、腸とどう関係があるの？」と疑問に思う人も多いかもしれません。

しかし、三〇年以上ぜんそくに悩まされ続けていた患者さんが、酵素サプリメントの服用と食事療法で、腸内環境を整えることによって、奇跡のように回復した例も数多くあります。治療を続けていくうちに、やはり「すべての病因は腸内環境の乱れにある」のだと、確信を強くもちました。

アトピー性皮膚炎や花粉症など、最近急増しているアレルギー性の疾患にも、同じことがいえます。近年欧米では、**アレルギー症状（ぜんそく、花粉症、アトピー性皮膚炎など）のほとんどは「腸管透《とう》過《か》性《せい》亢進《こうしん》」が原因であるという学者が増えてきました。**

小腸は本来、分子レベルに切り離された栄養素しか吸収できない仕組みになっています。しかし、体内でささいな炎症が繰り返されることによって、比較的大きな分子のものも吸収されるようになってしまうことがあります。この症状を「腸内透過性亢進」と言います。

この時、タンパク質で言えば一〇〇個以上もアミノ酸が連なったままのいわゆるタンパクのかけら（窒素残留物）が小腸の絨毛からから吸収されてしまいます。これは血液中に通常存在しないものです。だから人体を守るために働く抗原が、それを包み込もうとします。そしてまた同様なものが入ってくると、即アレルギー反応となり、ぜんそくや鼻炎、アトピーなどの症状が起こるというのです。

それなら腸管の透過亢進をなくすように、食事と酵素サプリメント、必要に応じて半断食を行ない、腸内環境を整えればいいのではないか？　そして腸管透過性亢進を改善してやればよいのではないか？　と私は考えたのです。その結果私の予想どおりに、このやり方でアトピーや花粉症などの患者さんも、回復へと向かい始めたのです。

アトピー性皮膚炎や花粉症は、つらい症状をやわらげようと、塗り薬を塗ったり、内服薬を飲んだり、次から次へと対症療法を施してしまいます。しかし、それらはすべて一過性の効果しかあげることができません。またステロイドには、前にも述べたようにおそろしい副作用があります。ところがこの腸管透過性亢進の改善は根本の治療なのです。

そこでぜひ思い出していただきたいのが、「酵素」の素晴らしいパワーです。正しい食事療法と酵素サプリメントを使えば、即効性はありませんが、根本の原因となる「腸内環境の乱れ」を治し、アレルギー体質を抜本的に改善できるというわけ

です。

今までつらいアレルギー症状が治らなかった人も、酵素の力を信じて、ぜひ酵素サプリメントでの治療を試してみてください。

花粉症などのアレルギーの場合、タンパク質分解酵素のプロテアーゼを使えば、抜群に効果があります。以前私のクリニックにやってきたある女性は、毎年春になるとくしゃみ、鼻水、目のかゆみや充血とさまざまな症状が出て、花粉症に悩んでいました。しかし、プロテアーゼの服用と食生活の改善を続けた結果すっかりよくなり、三年たった今も元気に過ごしているそうです。

軽度のアレルギー症状だったら、〝タンパク質分解酵素〟をたっぷり含んだ「ダイコンおろし」「レンコンおろし」「ショウガおろし」などを、毎日食事に取り入れることでも効果が期待できます。すりおろした野菜は、酵素の働きがさらに活性化していて、とてもいいのです。食べ続けていれば、酵素のパワーで不快な症状がだんだんに治まってくることでしょう。ぜひ、試してみてください（詳しいレシピや食べ方のヒントは4章参照）。なお、腸管透過性亢進があるか否かの検査は欧米の一部では行なわれています。

酵素医療で「ガンが寄りつかない体」をつくる！

現在、日本人の死因のトップと言えば、「ガン（悪性腫瘍）」です。

ガンの怖いところは、老若男女を問わず、あっという間に病状が進行し、転移を起こし、そして治療に施しようがなくなり、死に至る症例が多いことだろうと思います。

しかし、あたかも突然なったように見えても、そもそもガンというものは、何の原因もなくかかる病気ではないと私は思っています。喫煙やお酒の飲み過ぎ、ショ糖（白砂糖）の過食、加熱食オンリーの食生活、睡眠不足、夜食、昼夜逆転生活、強いストレス……など、いくつもの「悪しき生活習慣・食習慣」が重なり、その結果として起きやすくなる病気なのです。

私はたくさんの患者さんを診てきましたが、ガンになる人にはいくつかの共通点があることに気づきました。日本人に多いガンといえば胃ガン、肺ガン、大腸ガンなどですが、ほかにも脳腫瘍、皮膚ガン、白血病、リンパ腫などなど、ガンは体のあらゆる部位に発生します。

どんなガンであろうと発病する人の多くが、「加熱食が中心で、ほとんど生野菜や果物を摂らない」という食生活を長年続けていることがわかりました。

ほかにも汗をかかない人、日常的に便秘もしくは下痢気味の人、極端に便から悪臭がする人、おならが悪臭の人、頭痛、腰痛、胃腸痛など、常にどこかに痛みがある人、血液がにごっている人などが、危ないのです。こういった症状がある人がガンになりやすいということは、抗酸化物質、つまり酵素とファイトケミカルが極めて少ないことを物語ります。「生」野菜が不足しているわけです。

しかしこれらの症状は、酵素をたっぷり摂る食生活を実践し、腸の腐敗を起こさないように気をつければ、避けられるものばかりです。酵素不足に陥らないように気をつけて、代謝をよくするように毎日を過ごしていれば、ガンはあなたの体に近づいてきません。

今は飽食を通り越して、〝崩食〟の時代です。本当にアンバランスな食生活をしている人がたくさんいます。そんな食生活を「酵素」をキーワードに見直すことで、日本人のガン罹患率は、グッと下がるはずなのです。

前にも述べましたが、アメリカでは一九七七年のマクガバン報告以降、「食生活の改善がガンなどの病気の予防に繋がっていく」と認識され、徹底した指導が行なわれ、結果的にガン患者が減少しています。

それに比べて日本は、まだまだガン予防に対しての意識が低いように思われます。何度も繰り返し述べてきたように、「食事から酵素をたっぷり摂り、不足分を酵素サプリメントで補う」食生活を続ければ、次第に「ガンが寄りつかない体」になっていきます。

またガンにかかってしまっても、「奇跡の酵素パワー」を感じざるを得ないような出来事が起きることもあるので、決してあきらめてはいけません。

私のクリニックには、ガン患者の方も大勢やって来ます。転移ガンがあり、手術が難しい状態だった六〇代の男性や、乳ガンの術後、全身に転移してしまった女性など、「手の施しようがない」と言われ、最後にここへ来る方も少なくありません。

しかし、**多くの患者さんが「酵素」を活用した治療法で、みるみる症状が快方に向かい、中にはほぼ完治して、元気に生活していらっしゃる方もたくさんいます。**

治療の柱は食事療法と酵素サプリメントの摂取ですが、半断食は特に効果的です。

私はうちのクリニックに初めてきたガン患者さんたちに、まずは半断食を何日間かするようにお願いしています。中には「病気で体力が落ちているのに、栄養をつけないでどうするんですか？」と疑問をもつ方もいらっしゃるようです。また「やせてしまったので、しっかり食べて早く元の体重に戻したい」と、言う方もいます。

しかし私は、「治りたくなかったら、何をどれだけ食べてもかまいませんよ。ただしすぐに悪化して、重症化することは覚悟してください」とお答えしています。

なぜなら栄養をとると、その栄養素（主に炭水化物、タンパク質、脂肪）が、ガン細胞のエサになってしまい、ガンの増殖を手助けしてしまうからです。

またボリュームのあるものを食べると消化に酵素が使われてしまい、体の調子を整える「代謝酵素」として使える分が減ってしまうというデメリットもあります。

ガンを治し、ガン体質を改善したかったら、半断食で「酵素」の温存をすることが、とても大事なのです（くわしくは5章を参照）。一度やせても免疫がつけば治っていくことも多々あるのです。治ったら再び少しずつ体重を戻せばよいのです。

免疫をつけるキーワードは腸管免疫ということを忘れないでいただきたいし、腸管免疫の活性化はファスティングであり酵素中心食、酵素サプリメントなのです。

3章

体内酵素を無駄づかいすると、病気はすぐにやってくる

間違いだらけの健康常識！　酵素を無視したあなたの食生活

健康的なつもりの食生活が、酵素を無駄づかいしている!

「食事が健康を左右する」。今や多くの方が心得ていることだと思います。

しかし残念ながら、日本国内では戦後まもなく普及した古い栄養学がいまだに主流です。

カロリー計算やビタミン、ミネラルなどの栄養素は重視されていますが、〝酵素〟を意識した食事指導をする栄養士や医師は、ほとんどいないといっていいでしょう。憂うべきことに、最も食事に気をつけなくてはならない病院の食事や学校給食ですら、胃腸に負担をかける動物性タンパク質と脂肪でできた食事(特に揚げ物)が毎食のように出てきますし、しかも食中毒を恐れるためか加熱調理した料理ばかり。酵素たっぷりの生野菜や果物などはほとんどなしというのが現状です。おまけに患者に対して「何を食べてもよい」という医者だらけ。だから病院食が偏っていると言えるのですが……。

かわいそうなのは患者さんです。これでは治るものも治らないどころか、悪化の一途をたどること間違いありません。

約二万年～二三〇〇年前、日本は縄文時代でした。縄文時代の文明はとてもすぐれたもので、人間の寿命もとても長かったようです。おそらくほとんどの人が一〇〇歳以上（場合によってはなんと一五〇歳以上も）生きていたという説もあるほどです。これがもし本当ならすごいことです。この頃の食事は生食オンリー（主に果物、木の実、貝など）に近いようです。これこそまさに酵素食というわけです。

ところが弥生時代に入り、寿命は半分以下の五〇歳ぐらいになったと言います。その原因は、「生食」から「加熱食」へ、食生活が変化したことにあると言えるのではないでしょうか？　つまり、「酵素食」から「非酵素食」へと、食べ物がガラッと変わったせいで短命になったのです！（ただしこれはあくまで仮説であり、確たる証拠はありません。なぜなら縄文時代の資料は極めて乏しいからです）

そこまで昔にさかのぼらなくても、戦前と戦後では、日本人の食生活は大きく変わってきています。

戦前の日本では、酵素がたっぷり含まれた野菜、穀類をたくさん食べ、腸内環境を整える漬け物や味噌などの発酵食品も毎日食べられていました。

戦後六〇年で、日本の食卓は大きく変わってしまったわけですが、ここでいくつか「戦後日本の食の常識」の問題点を挙げてみましょう。

まず、**「主食は白米、おかずはバラエティに富み種類を多く摂る（できれば三〇品目）」ことがいいと言われてきましたが、こんなことをしたら過食になるに決まっています。過食は病気の大原因です。**

タンパク質、脂肪、炭水化物の三大栄養素が主体。これは間違いです。日本ではこの三大栄養素中心時代がずいぶん長く続きました。「それ以外はカスで栄養はない」などと言われた時代もあったほどです。

昭和三〇年代、四〇年代の栄養学の教科書にはキュウリやトマト、セロリにはなんの栄養もなく、ただの水だと書かれています。しかし今やこれらは重要なファイトケミカルの供給源で、ガン予防の効果があることがわかっています。三大栄養素だけでは消化はできず、便もできず、代謝もできません。ただの材料にしか過ぎないのです。

その時代が過ぎて「ビタミン、ビタミン」と言われるようになり、さらに「カルシウム、カルシウム」になり、「水、水」になっていきました。どうも日本人はひとつのトピックスを追いかけたがる性質があるようです。次いでミネラル、繊維に移行しました。

この頃の教えでもっとも知れわたったのは「生野菜は冷えるし、そのまま食べると繊維が摂れにくいので、煮たりゆでたりして食べよう」ということです。この教えは長く続き、今でもまだそう思っている人が多いのです。

しかし、これほど不健康になる教えはありません。加熱すれば生きた酵素を摂ることができなくなってしまうからです。そして酵素を摂らなければ、極めて病気がちになり短命に終わります。

一九八五年、ハウエル博士は著書『酵素栄養学』を発表し、翌年亡くなりました。一九九〇年代後半以降、私はこの考えを新聞・雑誌に書き続けたのですが、なかなか話題になりませんでした。しかし、最近少しずつ浸透してきた気がします。

さらにファイトケミカルという抗酸化栄養素の出現も画期的でした。ここで九つの栄養素がすべて出現したのです。

一・タンパク質、二・炭水化物、三・脂質、四・ビタミン、五・ミネラル、六・繊維、七・水、八・ファイトケミカル、九・酵素、このすべてが揃わないと栄養不

良となるのです。

人間に必須の栄養素の概略は前述の九つですが、問題はその量と摂り方です。ひとつの栄養素をトピックスで挙げることが好きなのが我々日本人と言いましたが、そのひとつで昭和四〇年代頃から有名になったのが、牛乳のカルシウムです。しかしカルシウム単独神話は少しずつ崩壊してきました。

つまり、単一の栄養だけでは意味がないと言えるわけです。

以上、今まで「健康になるための食の常識」とされてきた事柄に、いかに酵素栄養学的なマイナス要因が多いかがわかっていただけたと思います。

では、私たちは何をどのように食べたらいいのでしょう?

この章では「酵素を無駄づかいする間違った食の常識」を考え直し、酵素を節約していつまでも健康で若々しくいられる「食の新常識」を提案したいと思います。

「しっかり朝食」が体に負担をかけるこれだけの理由

「朝ごはん、ちゃんと食べてから出かけなさい!」と、子どもの頃、お母さんに叱られたという人は多いことでしょう。

朝食を食べたほうが健康にいいのか？　または朝食抜きにしたほうがいいのか？

この議論は、日本国内だけでなく、欧米でも盛んに行なわれています。

「朝食推進派」の理論は、「朝にしっかり栄養素を摂らないと、一日分のエネルギーを充分に摂取できない」というものです。

また、「朝ごはんを食べないと、脳を働かせるエネルギーとなる糖質が欠乏するので、仕事や勉強がはかどらない」「一日二食は、太る原因になるから、三回、四回に分けてこまめに食事を摂るほうが健康にいい」などなど、さまざまな意見が展開されてきました。

実は私も四〇歳近くまでは、普通に朝食を摂っていました。しかし、酵素栄養学を本格的に学ぶようになり、「朝ごはんをモリモリ食べるのは、間違いなのではないか？」と思うようになりました。

なぜなら、**朝からしっかり食べれば、必ず体に負担がかかるからです。**

1章でも述べたように、朝食の時間帯は人間の生理的リズムに当てはめると「排泄」のための時間です（40ページ参照）。胃や腸といった消化器官もまだ目覚めておらず、消化酵素もお休みモードです。

この時間に喫茶店のモーニングセットで出てくるような、トーストにハムエッグなどの加熱食をたっぷり食べれば、当然消化酵素の無駄づかいになってしまいます。また、消化酵素が十分働かないため、消化不良を起こしてしまうのです。

そもそも日本人が一日三食になったのは、江戸時代になってからのことです。それまでは昼と夜の一日二食でした。そして、明治時代、大正時代の頃の朝食は、粗末なものでした。本格的に「健康のために朝食はしっかりと摂らなくてはいけない」と言われだしたのは、戦後になってから、それも昭和三〇年を過ぎてからなのです。

歴史的に見ても、日本人のもって生まれた体質に本当に合うのは、実は一日二食（昼と夕食）なのではないかと私は思っています。

一日二食にして夜七時に夕食を摂ると、翌日の昼食まで最低でも一六時間くらいは、消化器官を休ませることができます。要するに〝プチ断食〟ができるというわけです。

今の日本人は、概して食べ過ぎています。

一日二食を基本にして、朝は酵素たっぷりの生野菜や果物を少量摂るだけで十分

なのではないかと思います。

特に果物は、朝食にとてもいい食物だと思います。果物の七〇～九六パーセントは水分で、生きた酵素はもちろん、ビタミン、ミネラル、抗酸化物質のファイトケミカルなどを豊富に含んでいます。胃腸に負担をかけずにすばやくエネルギー源になる果糖やブドウ糖、さらによく消化されたアミノ酸や質の高い脂肪も含まれています。

私がクリニックで患者さんにおすすめしている朝食メニューは、果物一～二種類に、少量の生野菜サラダの組み合わせです。

健康な方でも、朝食をこういった生の野菜と果物中心のメニューに変えると、体が軽くなり、頭も朝からフル回転するようになります。

酵素新常識「鶴見式・食事バランスガイド」

「肉、魚、野菜、主食などをバランスよく食べるのが健康のもと」だと思い込み、いろんな種類の食品をなるべくたくさん摂ることが「いい食事」だと思っている方は、多いようです。確かに偏った食生活は、ビタミンやミネラルの不足を招き、さまざまな体の不調の原因になります。

例えばビタミンAやβカロチンが不足すると、鳥目や皮膚病、ガンなどになりやすくなります。ビタミンDが不足すると、カルシウムが吸収できず、骨粗鬆症を起こしやすくなります。また私が調べた結果ですが、脳卒中や心筋梗塞の患者さんは、ビタミンEが極度に欠乏していました。

ミネラル不足が原因と見られる不調も、いろいろあります。マグネシウムが不足すると心臓病になりやすいし、亜鉛が足りないと成長が遅れたり、髪質や爪質が悪化します。

このように病気と栄養素の不足は密接な関係があります。ロジャー・J・ウィリアムス（一八九三年生まれ、パントテン酸の発見者）は「生命の鎖」と言う表現を使いました。栄養素はどれもこれも微量なら微量なりに全てが必要だという意味です。現代人は、あるものは多すぎ、あるものは少なく、極めて偏った摂り方しかしていません。それゆえ難病・奇病が大はやりになったと言っても過言ではありません。病気の本当の原因は、実はこの「生命の鎖」がまんべんなくつながっていないことなのです。この生命の鎖（すべての栄養素）が完全につながった栄養の摂り方こそ、健康の絶対条件と言えるのです。

その意味で必要なのは、酵素と、酵素を補助し活性化させる栄養素なのです。つまり、水、ビタミン、ミネラル、ファイトケミカル、そして酵素です。特に炭水化物、タンパク質、脂肪といった栄養素が体内に吸収された後、体内で効果的に働くためには「酵素」、そして補酵素と水が触媒として欠かせません。ですから酵素不足の食生活をしていると、「バランスよく食べた」つもりでも、キチンとその栄養素が体内で活かされないのです。

平成17年に厚生労働省が発表した「食事バランスガイド」は、一日に摂取したい食事の量を、自分の活動量に応じたバランスで摂るようにすすめています。

これによると、大まかに主食（ごはん、パン、麺）が五、副菜（野菜料理）が五、主菜（肉、魚、卵、大豆料理）が三、果物が二、牛乳・乳製品が二の比率になっています。

昔よりはるかに良い形になってきてはいますが、私はこれでもまだバランスが悪いと思います。**何より酵素とファイトケミカル、ミネラルが摂れる野菜や果物の量**

が絶対的に少ない。加えて炭水化物（ごはん、パン、麺）やタンパク質（魚、肉）の量が多すぎます。この食事を長く続けると消化不良になりいつか病気がちになるのではと思います。

そこで酵素栄養学に基づきアレンジしたのが、「鶴見式バランスガイド」です。**現代栄養学で「主食・主菜」と位置づけられている穀類やたんぱく質を控え、「副菜」とされている野菜や果物を多く摂ることがポイントです。**いちばん多く摂るのは、生の野菜です。そして、煮野菜や豆類、海藻類などを次に多くします。その次の果物は、特に朝たっぷり摂るといいでしょう。

魚、肉、卵料理と、主食は少々で充分です。主食も白米やパンではなく、雑穀をメインに、そばやサツマイモ、ヤマイモ、ジャガイモなどをほんの少し摂る程度にします。

この「鶴見式バランスガイド」は、一般的な栄養学に基づくとアンバランスに見えるかもしれません。しかし、実際にこの比率で食物を摂るようにすると、いかに体がラクになるかがわかっていただけると思います。**酵素、繊維、ビタミンやミネラル、水、ファイトケミカルといった栄養素が多いことが健康の秘訣なのです。**こ

厚生労働省によるバランスガイド

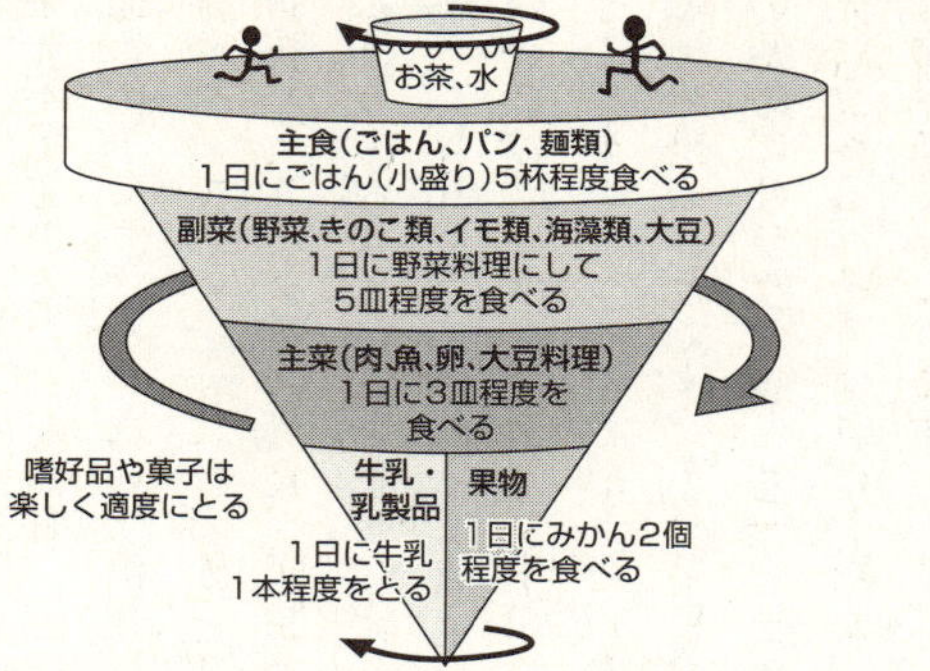
お茶、水
主食(ごはん、パン、麺類)
1日にごはん(小盛り)5杯程度食べる
副菜(野菜、きのこ類、イモ類、海藻類、大豆)
1日に野菜料理にして
5皿程度を食べる
主菜(肉、魚、卵、大豆料理)
1日に3皿程度を
食べる
嗜好品や菓子は
楽しく適度にとる
牛乳・
乳製品
1日に牛乳
1本程度をとる
果物
1日にみかん2個
程度を食べる

鶴見式バランスガイド

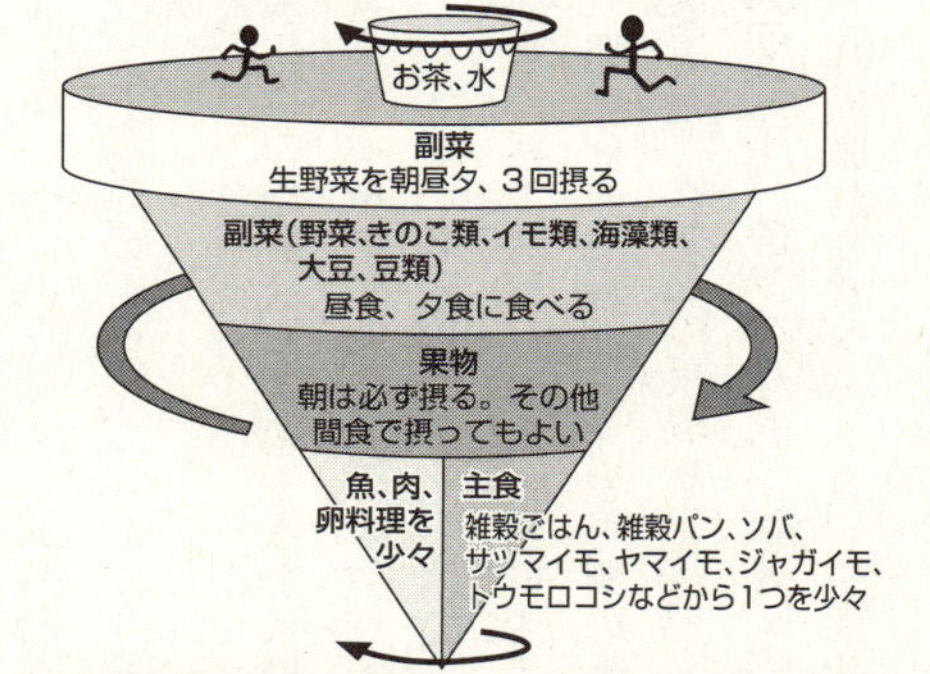
お茶、水
副菜
生野菜を朝昼夕、3回摂る
副菜(野菜、きのこ類、イモ類、海藻類、
大豆、豆類)
昼食、夕食に食べる
果物
朝は必ず摂る。その他
間食で摂ってもよい
魚、肉、
卵料理を
少々
主食
雑穀ごはん、雑穀パン、ソバ、
サツマイモ、ヤマイモ、ジャガイモ、
トウモロコシなどから1つを少々

厚生労働省・農林水産省が食生活の指南として掲げる「バランスガイド」(上)では、食生活をこまにたとえて、どうしたらこまがちゃんと回るかを説明している。いわく①水分摂取を怠ると軸が安定せず　②食事のバランスが悪くなると倒れる　③さらに運動によって安定する。水と運動がキーワードになっている点は私も同感ですが、もっと野菜や果物を増やしたほうがいいと思います。そこで考案したのが、下の「鶴見式バランスガイド」です。

ういった栄養素がないと、エネルギーにならず、免疫はつかず、排泄ができにくくなるのです。

栄養不足もさることながら、忘れてならないのは過食です。食べ過ぎは最大の健康阻害因子です。なぜなら、消化にマラソン並みのものすごいエネルギーを奪われ、代謝が極めておろそかになるからです。

脂肪とタンパク質の過食、脂肪と炭水化物の過食はなぜ起こるかというと、何より口当たりがよく、おいしいことに尽きます。そのためどんどん食べてしまいます。すると、反比例して繊維とビタミン、ミネラルは不足します。「火食は過食に通ず」といったのはヒポクラテスですが、加熱食で起こるのは酵素と繊維の不足なのです。

そこでまずやっていただきたいのは、朝昼夜の三食とも、生野菜のサラダをつけて繊維を摂ることです。すると自然に、肉や魚、乳製品の摂取が少量になります。**「食事の始めにサラダを食べる」、ここが大切です。**酵素の生きた繊維の多いものをまっ先に食べる。そうすればおなかがふくれて脂肪やタンパク質、炭水化物の多いものは食べにくくなります。

次にタンパク質の摂り方です。タンパク質も肉や魚から摂るより、納豆、豆腐、おから、厚揚げ、味噌などの「大豆タンパク」が豊富に含まれる食品を多く摂ることが重要です。大豆タンパクは豊富な食物繊維とミネラル、ビタミン、さらにファイトケミカルに満ちています。栄養的に肉の比ではなく、タンパク質は豆から摂るのが本質的に最高なのです。

さらに、海藻やイモ類、キノコ類、ゴマ、ナッツ類。こういった植物性の栄養素は、健康維持にすばらしい効果があります。

魚もＤＨＡ、ＥＰＡといった特有のすばらしい栄養素があるので、適宜摂ればいいと思います。肉は摂らなくてもかまいませんが、ほしい人は少量に。全般に肉や魚、卵など動物性タンパク質は少量がベストです。

つまり、「生の野菜や果物はできるだけたっぷりと。あとは必要な栄養素を、他の食物からバランスよく補給する食事」こそが、真のバランスのとれた食事であり、生命の鎖がまんべんなくつながれた食べ方となるのです。

肉や魚は三日に一回でいい

数ある栄養素の中で、「タンパク質」は昔からとても重要視されてきました。「タンパク質が足りないと、じょうぶな筋肉が育たない」と思っている人は多いでしょう。確かにタンパク質は、人間の体に必須の栄養素であることは間違いありません。しかし、最近はタンパク質の過剰摂取が問題視され、肉や魚の摂取量を控えるような食事指導が行なわれています。

なぜタンパク質の過剰摂取が問題なのかといえば、肉や魚を食べても、そこに含まれるタンパク質が、すべてきちんと消化、吸収されるわけではないからなのです。アメリカの「タンパク質の一人一日当たりの摂取勧告量」によると、タンパク質必要量の指示は、大きく変化しています。一八八〇年頃、アメリカ栄養学会はタンパク質は多ければ多いほどよいという感じで、一日一一八〜一二五グラムという高い値を勧告していたのです。しかし、高タンパクが病気になることがわかり、勧告の量はどんどん減っていきました。とうとう一九八〇年になると、一日五〇グラム前後まで減ったのです。その理由はなぜか？　一つは人間の体にはタンパク質の貯蔵庫がないということです（アミノ酸の貯蔵庫はありますが、これは少量しか受けつけません）。二つ目は、タンパク質がたいへん消化に手間取る構造をしていることです。この二点から、一日五〇グラムでよいということになったのです。

2章でも触れましたが、タンパク質は消化されて「アミノ酸」になってから、初めて吸収されます。ところが肉や魚を食べても、それに含まれるタンパク質が、すべてアミノ酸になるわけではないことが、最近の研究でわかってきました。

例えばステーキを食べると、口の中で咀嚼されてから唾液と交じり合い、胃の中へと移動していきます。しかし加熱した肉は消化酵素が死んでしまっているため、事前消化がまったくなされていない状態のまま、胃の下部に到達します。そしてそこで初めて、タンパク質分解酵素のペプシンによって消化が始まるのです。

このためタンパク質の多くは消化や分解が不十分なまま、腸に運ばれていきます。そして、アミノ酸分子にならなかった消化不良のタンパク質の破片（窒素残留物）が血液中に入り込んで血液を汚し、ガン、関節炎、アレルギーなどの慢性病や、免疫疾患を含む多くの病気を引き起こすのです。

またこれらの不良分子は腸内に長い間停滞し、他の栄養素の吸収を邪魔します。そして有害なガスや物質を発生し、腸内を腐敗させます。腸内腐敗の慢性化こそが、あらゆる病気の原因になります。病気にならなくても、何となく体がだるい、肩こりがするなど、体の不調を感じたり、免疫力が落ち込むため風邪をひきやすくなったりします。

つまり、肉や魚などの動物性タンパク質の食べ過ぎは、体を丈夫にするどころか、病気の原因を作ることになってしまうというわけです。

そこで、肉や魚は、次の量や摂り方を目安にして、食べるようにしましょう。

●魚を中心とする（週に二五〇グラム以内）。肉は食べなくてもよい（食べるなら週に二〇〇グラム以内）。卵は週に五個以内。

●魚や肉を毎日食べたいなら、夕食に三〇～四〇グラムの少量のみ。そして、魚を摂る日は肉は摂らない。肉を摂る日は魚を摂らない。

●動物性食品を摂ったら、その二倍以上の量の野菜、果物を食べる。

また同じ魚や肉でも、生きた酵素が含まれる魚の刺身や、良質のものが入手できるなら生肉（生レバーや牛の刺身など）のほうが、消化がよいのでおすすめです。

次におすすめは鍋、次いで煮魚、最後に焼き魚が消化のよい順番です。

体によくないとわかっていても、時には焼肉やステーキをどうしても食べたいということもあるでしょう。そんな時は、消化を補助する意味で酵素サプリメントを飲むのも一つの手です。焼肉を食べるときは、たっぷりの生野菜と一緒に食べれば、多少でも酵素の無駄づかいを防ぐ手助けになります。また一緒にフルーツを摂ると消化がよくなります。たとえばキウイにはアクチニジン、メロンにはククミシン、パパイヤにはパパイン、パイナップルにはブロメラインといったタンパク質分解酵素があり、肉、魚、卵、大豆などのタンパク質の分解を助けてくれます。

食べたら眠くなるような食事は、酵素不足の証明

ボリューム満点の中華料理や、たくさんの種類の料理が並ぶ食べ放題のバイキングなどをお腹いっぱい食べた後に、とても眠くなったという経験はありませんか?
この**「食べて眠くなる」という状態は、消化酵素を大量消費して、体内の酵素が減ってしまい、体が休憩を求めているサインです。**眠くなるほどお腹いっぱいに食

べられて幸せ……などと悠長なことを言っている場合ではないのです。

消化にエネルギーを費やす炭水化物たっぷりの食事や、高脂肪、高タンパクな食物を摂るほど、食後に眠くなります。また生ものをたくさん食べたときより、加熱調理した料理を食べたときのほうが眠くなります。

要するに「食べたら眠くなる食事＝酵素を無駄づかいする食事」なのです。

酵素がたっぷり含まれている食物を中心に食べていれば、食後に眠くなることはほとんどありません。

食べた後、体にエネルギーが満ちて、シャッキリするような食事こそが、よい食事です。生野菜や果物をたっぷり摂り、加熱調理した料理を少なめに摂るように心がけていると、脳も体も活性化されていくのがわかります。食べたら眠くなるような食事は、すぐにやめるに越したことはありません。

またどんな食物であっても、「お腹いっぱい」食べることは消化不良に繋がります。

昔から「腹八分が健康のもと」と言われていますね。

ちょっと物足りないくらいの状態で食事を終えたほうが、消化がしっかりとされ、食べ物に含まれる栄養素を吸収できます。普段からなるべく「素食、少食」を心がけるようにしたいものです。「素食」は「粗食」とは違います。「生命の鎖すべての存在する、大切な栄養に満ちた食」です。単なる粗食では生命の鎖は切れてしまうのです。

牛乳を体のために上手に飲む方法

日本人には何千年もの間、牛乳を飲む習慣はありませんでした。しかし戦後牛乳が取り入れられるようになってから「牛乳を飲まないと背が伸びない」とか、「牛乳にはカルシウム、タンパク質などが豊富に含まれていて栄養の宝庫」などともてはやされ、驚くべき勢いで普及していったのです。

しかし最近では、牛乳の弊害がいろいろと指摘され始めています。二〇〇〇年にハーバード大学医学部が発表した報告は「牛乳を多く飲んだほうが、骨粗鬆症《こつそしょうしょう》になりやすくなる」という衝撃的なものでした。

しかし、牛乳は本当に体に悪いと言い切ってしまっていいのでしょうか？　牛乳には人間にとって必要な栄養素のビタミンB群やミネラルがたっぷり含まれています。ただ悪者扱いをして、切り捨ててしまうには、もったいない食物です。

牛乳の欠点は、カルシウムを骨に運ぶ、運び屋的な働きをするミネラル、特にマグネシウムが欠乏していることです。マグネシウムは活性型ビタミンDと一緒にカルシウムを骨に取り込む働きがあるため、不足するとカルシウムは骨によく吸収できず、血中でだぶついて体のいろいろな場所で問題を起こしてしまうのです。摂りすぎると腎石・胆石などの結石、動脈硬化、腰痛、背筋痛、頭痛、坐骨神経痛などのあらゆる痛み、高血圧、不整脈、狭心症、そしてガンなどを引き起こすことがわかっています。

じかしこれらの症状は、**カルシウムとマグネシウムとのバランスの悪さが原因で起こっているわけで、牛乳それ自体が健康に悪い食物というわけではありません。**

そこで心がけたいのが「牛乳を飲むときには、マグネシウムを多く含む食品をいっしょに摂る」ということです。マグネシウムは、昆布や大豆、乾燥ワカメ、メカブ、アーモンドやカシューナッツなどのナッツ類などに豊富に含まれています。

またアマランサス（南米原産のお米で、日本でも栽培・販売されている）や米ぬか、ブラックジンガー（玄米の黒炒り）、リブレフラワーやGABA200（酸化

乳脂肪消費と虚血性心疾患による死亡率
（男性35～64歳、WHO）

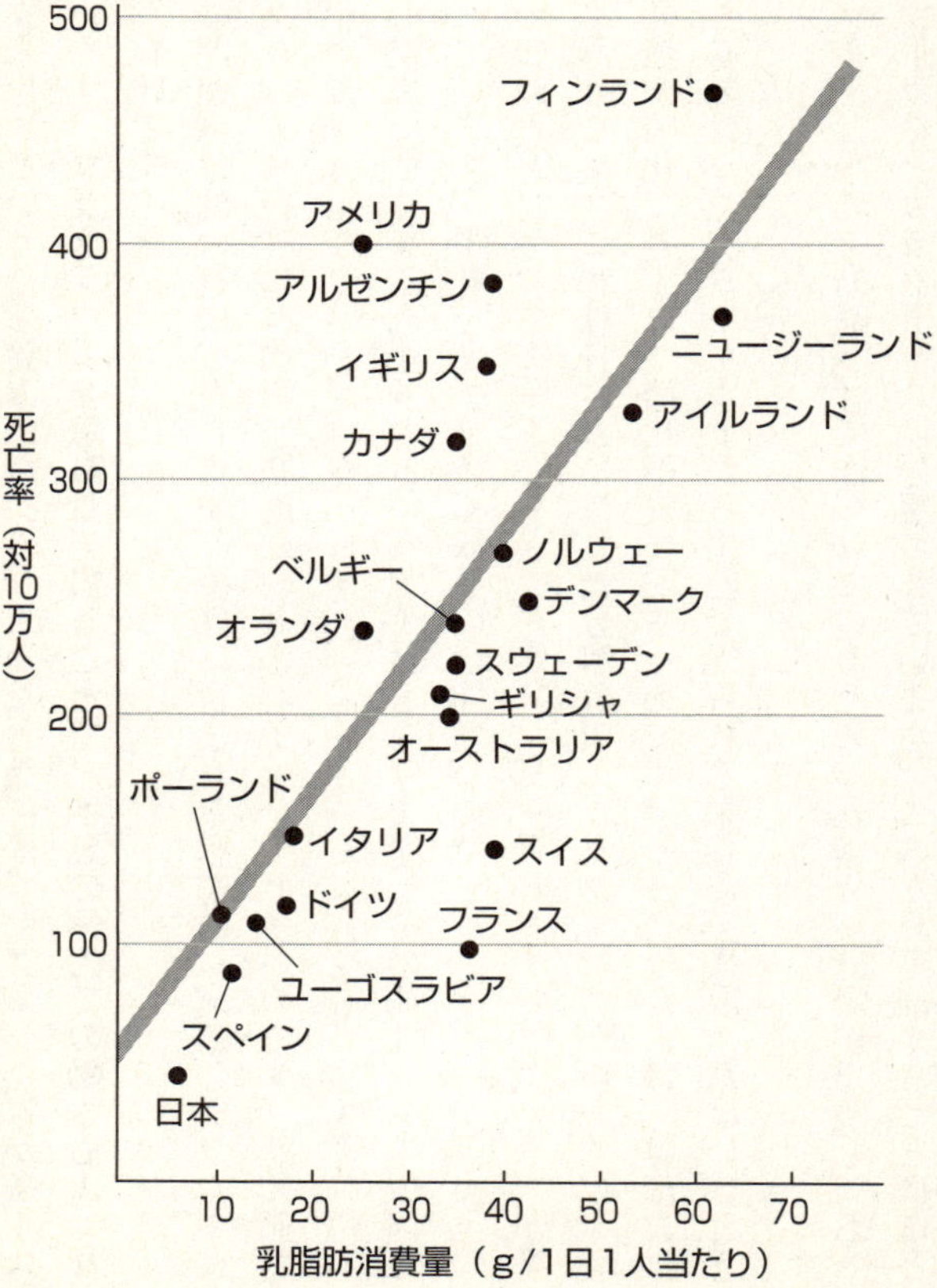

しない玄米粉）といった栄養素がたっぷり入った食品には、マグネシウムが多く含まれています。**マグネシウムを意識して摂ることで、牛乳の体内での働きもよくなるというわけです。**

牛乳の問題点は油の質にもあります。牛乳に含まれる脂肪酸（一〇〇グラム中に三・四グラムくらい）には飽和脂肪酸が約七〇パーセントと多いのです。飽和脂肪酸は血中で固まりやすく、動脈硬化の原因になります。乳脂肪を多く摂る国ほど、虚血性心疾患で亡くなる人が多いというデータもあります。その他乳ガンの原因ともいわれています。牛乳をあまり多く飲むのは問題なのです。

牛乳の問題点として、「牛乳を飲むと、お腹がゴロゴロしやすい」という人が多いこともあります。これは日本人には乳糖分解酵素（ラクターゼ）が少なく、牛乳の中の乳糖が消化できずに、消化不良に陥るためです。そういった人は、無理に牛乳を飲む必要はなく、ヨーグルトから牛乳で得られる栄養素を摂取すればいいと思います。

ヨーグルトは牛乳を発酵させて作られているため、乳糖分解酵素が出現しており、乳糖はブドウ糖とガラクトースに分解されています。このため下痢することはほとんどなくなるのです。タンパク質も、牛乳より消化されやすい形になっているのです。

またヨーグルトに含まれるビフィズス菌は腸内で〝善玉菌〟として働き、腸内環境を正常に保つのに役立ちます。4章では市販のヨーグルトをさらにパワーアップする「スーパーヨーグルト」の作り方を紹介しますので、ぜひ参考にしてください。

このように牛乳は手放しでよいものとは言えず、よいところがあるにしても、少量にした方が無難かもしれません。

どんな食物でも、摂り過ぎると必ず弊害があるものです。牛乳もやたらと飲まずに、一日に二〇〇ミリリットル程度に抑え、マグネシウムを含んだ食品や酵素サプリメントを意識的に摂るようにすれば、私たちの体の中でよい働きをすると思います。ただし無理して飲む必要はありません。

白砂糖が、腰痛・頭痛・シミ・シワの隠れた原因だった！

ケーキやチョコレート、アイスクリームなどのスイーツに目がないという人は、最近は老若男女を問わずたくさんいるようです。これらの甘い食べ物は、主に白砂糖（ショ糖）を材料に使っていますが、白砂糖を摂り過ぎると、さまざまな健康上のトラブルが引き起こされることをご存知でしょうか?

最近、なんとなく背中が張っている。腰痛や肩こり、頭痛などがある。そんな症状は、甘いものの食べ過ぎが原因かもしれません。

なぜ白砂糖は体によくないのか、理由は単純明快です。白砂糖の成分であるショ糖は、悪玉菌（バイ菌、真菌、ウイルス）の直接のエサだからです。ショ糖はブドウ糖と果糖がくっついてできたもの。ブドウ糖や果糖は、単独ではすぐれた栄養素ですが、実はこの二つがくっつくとたちまち悪玉になってしまうのです。

この二つの分子はまさに相思相愛。ベッタリとくっついていて、消化酵素や胃酸が働きかけても、なかなか切り離すことができません。腸の中でも切り離すのに時間がかかり、結果的に消化不良のまま終わってしまうことが多いのです。そのため、ショ糖分解酵素のスクラーゼを大量に浪費してしまいます。

そして何より恐ろしいのが、**この消化されずに体内に残ったショ糖が、胃でも、小腸でも、大腸でも、悪玉菌（腐敗菌など）や真菌（カビ菌）やウイルスなどの大**

好物の栄養素になってしまうことです。

例えば、胃に入ったものの、ほとんど消化されずに残ったショ糖は、胃の腐敗菌の代表格である「ピロリ菌」の絶好のエサになってしまいます。**ピロリ菌と言えば、胃炎、胃潰瘍、ひいては胃ガンを引き起こす元凶として有名ですが、ショ糖を摂るとこの恐ろしい菌を喜ばすことになってしまうわけです。**

消化されないままのショ糖は、小腸内でも悪玉菌のエサになり、大腸内では菌のバランスを悪玉菌優位にしていきます。

結果的に悪玉菌が増えると、全身の自衛組織である白血球が悪玉菌を退治しにかかります。退治するのはいいのですが、悪玉菌を殺した後の白血球の死骸からは、人体に有害な活性酸素が生み出されてしまうのです。そしてその**活性酸素で臓器がダメージを受け、さまざまな病気になります。**さらにショ糖が良くないのは、大変小さな分子だということ。そのため血中に速やかに吸収されやすく、血管内でバイ菌や真菌、ウイルスのエサになることです。砂糖菓子の大好きな人ほど水虫になりやすいのはそのためです。帯状疱疹《たいじょうほうしん》、虫歯、感染症（扁桃腺炎《へんとうせんえん》や腎盂炎《じんうえん》、気管支炎など）も同様なのです。

またもうひとつ、ショ糖をたっぷり含むお菓子には、ミネラルやビタミンがほとんど入っていないことも問題です。子どもがおやつでこのような甘いものばかり食べていると、小児肥満や脳の低血糖状態を起こしやすくなり、イライラしたキレやすい子どもになる恐れもあります。

ショ糖は血中に取り込まれるのが大変早い物質。しかも流れるのも早い。そのためインスリンがショ糖を細胞に取り込むために出現した時は、もうすでにショ糖はいなくなっており、インスリンの作用だけ残るため低血糖が起こるのです。そして低血糖の症状が脳内栄養不足を起こし、キレたり、イライラしたりという精神状態悪化をもたらすのです。また、ショ糖は空のカロリーといって、ミネラルやビタミンがありません。とくにエネルギー回路はビタミンB_1（他B群）が必要となり、B群不足を起こします。そしてB群不足によって、痛み、浮腫、頭痛、湿疹、慢性疲労、脂肪太り、脂肪肝、心疾患、呼吸器病といった症状が生じるのです。

女性を悩ますシミやシワも、ショ糖の摂り過ぎによって発生した活性酸素が原因です。活性酸素が皮膚に現れると、リポフスチンという物質に変わり、これがシミになります。そして活性酸素によって皮膚の細胞が壊されてしまうと、シワになってしまいます。

もし甘みがほしいなら、黒砂糖や麦芽水飴、ハチミツなどを少量使うようにしましょう。これらの糖分であれば、活性酸素の発生はショ糖より少なめです。

また果物には良質な果糖がたっぷり入っているので、安心して糖分が摂取できます。甘いものが恋しくなったら、果物をおやつに食べるのがおすすめです。酵素の補給にもなるので、一石二鳥です。

植物油を信じすぎると、思わぬ病気が待っている

油（脂肪）というのは悪者扱いされがちですが、人間の体には必要不可欠です。

一般的には動物性の油より、植物性の油のほうが身体にいいと思っている人が多いようです。しかし実は、**植物油もどんな種類を使うかによって、悪にも正義にもなるものだということをよく覚えておいてください。**

多くの植物油に含まれるリノール酸は、以前は必須脂肪酸として身体にいいと言われていました。しかし最近では、摂りすぎると身体に悪影響を及ぼすことがわか

ってきました。**子宮筋腫、子宮ガン、乳ガンといった女性特有の病気や、脳卒中、動脈硬化、ガン全般、湿疹、ぜんそく、鼻炎、心臓病、高血圧といった病気を引き起こす原因になるというのです。**リノール酸は摂り過ぎると、アラキドン酸が過剰に作られ、炎症を起こす物質（炎症メディエーター）増加や血小板凝集、血管矮小化といった作用を起こすからです。

こういった作用がリノール酸の油にはあるですが、そのリノール酸油脂の多い食物が世の中に増えたことが、生活習慣病や慢性病の引き金になっている原因の一つと言われるようになってきました。

これは日本人の食生活が大きく変わり、マーガリン、ドレッシング、マヨネーズ、スナック菓子など、リノール酸を多量に含む食品をよく口にするようになったこと、また大豆、米、小麦といった穀類にも最近はリノール酸が多く含まれるようになったことにより、普通の食生活をしているだけでも、過剰摂取になりがちなことが原因です。

では、どのようにすればリノール酸の害を防げるのでしょうか？

研究が進む中で、**リノール酸はα-リノレン酸（オメガ-3）と同時に摂ることで、**

脂肪酸の分類と栄養アドバイス

	飽和脂肪酸	不飽和脂肪酸		
		一価不飽和脂肪酸	多価不飽和脂肪酸	
			リノール酸（n-6）	α-リノレン酸（n-3）
	バルミチン酸	オレイン酸	リノール酸	α-リノレン酸 EPA、DHA
多く含まれる食品、油脂	肉類、乳製品、パーム油、ココナッツ油、ラード、牛脂、バター	肉類、乳製品、オリーブ油、※新紅花油、グレープシード油	穀類、豆類、ひまわり油、紅花油、コーン油、大豆油、マーガリン、マヨネーズ、養殖魚貝	野菜類（特に冬野菜）、天然魚、天然貝、海藻、シソ油、エゴマ油、亜麻仁油（フラックスオイル）、魚油
とりすぎの害	肥満、糖尿病、成人病	肥満、成人病	ガン、成人病、アレルギー	特になし
栄養アドバイス	控えめに	控えめに	主に穀類・豆類・種子類などの食品から摂り、油ではなるべく摂らない	従来の２倍に。フラックス油をサラダにかけたり、朝夕大さじ１杯ずつ飲む。海藻と魚介類を適量摂取

※現在市販されている紅花油のほとんどは、新紅花油。

初めて身体にとっていい効果をあげることがわかってきました。リノール酸と同じくらいの量のα-リノレン酸を摂取していれば、問題はおきにくいと言われています。

α-リノレン酸は魚や貝、海藻類などの食品に含まれています。昔の日本人は生の魚や貝、海藻類などを今よりも大量に食べていました。これらの食品を摂る機会が減ってきたことも、アレルギー疾患やガンや血管系の疾患が増えていることに関係があると思われます。

また**血液をサラサラにする効果があると言われる不飽和脂肪酸のDHA（ドコサヘキサエン酸）やEPA（エイコサペンタエン酸）は、α-リノレン酸から人間の体内で作られます。**

α-リノレン酸油脂で重要なものは、フラックス油やエゴマ油です。これらはリノール酸をほとんど含まず、α-リノレン酸が大変多く含まれる（55％）ことから、大変効果的な抗アレルギー作用、抗炎症作用をもっていると言われています。これらは量的に不足しており、今の日本人では摂り過ぎは心配はありません。ただしフラックス油やエゴマ油は多価不飽和脂肪酸なので、熱に弱く、炒め物や揚げ物には不向きです。朝夕直接大さじ1杯分を飲むか、サラダにかけ速やかに食べることが効果的な摂り方です。DHAやEPAを取り出し、カプセルとして売られているものもあります。これも悪くはありませんが、α-リノレン酸油のフラックス油をしっかり摂っていれば、必要はありません。

フラックス油やエゴマ油は日光に弱いため、黒ビンで遮光する必要があります。透明なビンのものは使わないようにしましょう。

食物では、とにかく海藻や天然魚介類を少しでも食事に取り入れることです。ただし、養殖魚はエサの関係上リノール酸系列の油脂なので、効果はありません。

北極圏で生活するイヌイットには、心臓や血管系の疾患が少ないというデータがあります。これは彼らが、アザラシなどの海獣の肉やサバやイワシなどの青魚を生のまま食べていることに大きな要因があると言われています。青魚や海獣の肉には、α-リノレン酸が多く含まれているからです。

もちろん、彼らが加熱食をほとんど食べずに、肉類も生食していることが、病気知らずの最大の原因なのですが……。

私たちが毎日口にしている食べ物の中には、身体にとって必要不可欠な栄養素が含まれている反面、摂り過ぎると逆に悪い影響を及ぼすものもあります。脂質は必須栄養素ですが、摂る油の種類によって、身体にいいもの、悪いものがあるので注意が必要です。

ただし、リノール酸が悪いといっても、穀類や豆類などリノール酸油脂を含む食物で食べねばならないものはたくさんあります。やはり、フラックス油やエゴマ油を多く摂ることが必要となるでしょう。

摂り方を間違えると、健康食品も危ない

「ガンの原因になる食品を挙げてください」と聞かれたら、私は真っ先に「粉状やペースト状にした煮干しや玄米」を挙げることでしょう。煮干しや玄米というと、身体にいい食材の代表のように感じますが、これらの食物も食べ方によっては害になってしまうというわけです。

最近はミルミキサーが手軽に入手できて、家庭で愛用している方も多いことと思います。しかし使い方を考えないと、せっかく健康的な食生活をしようと思って買ったものの、逆効果になってしまうこともあるのです。

なぜならミルミキサーで食物を「粉化」すると、「酸化」させる原因になってしまうからです。**酸化したものを食べることは、身体に悪い活性酸素を生み出す物質を食べているのと同じことです。**

煮干しや玄米は、ミルミキサーにかけて粉になり、空気に触れたとたんに酸化してしまいます。アーモンドやナッツのペースト化も同様です。ミルミキサーや、フードプロセッサーによる粉化、ペースト化は、酸化が極めて早いので気をつけなくてはなりません。玄米は消化があまりよくないので、粉にするといいと思っている方は多いようですが、おすすめできません。ただし、リブレフラワー（玄米を特殊な方法で粉化したもの）やブラックジンガー（玄米の黒焼き）やＧＡＢＡ２００といった玄米の粉は大変酸化しにくいので、ほとんど心配ありません。特殊な技法で酸化しにくい粉化に成功したのです。

なお玄米と同じく穀類の粉である小麦ですが、これは油分が少ないので、玄米よりははるかに酸化は少ないようです。でも時間がたつにしたがって酸化が進んでいくので、パンなども買ってから二日以内には食べるようにしましょう。

挽いてから時間がたった粉状のコーヒーも、保存方法が悪いと二日もたてば酸化してしまいます。コーヒーもできれば飲むたびに、ミルで豆を挽くようにしたほうが安心です（ただし、コーヒー自体はそんなにおすすめできるものではありません。何と言ってもカフェインが人間には毒であるからです）。

活性酸素は、ガンや心筋梗塞、脳卒中などの生活習慣病を引き起こす最大の原因であると考えられています。毎日食べる食品からは、なるべくこの活性酸素、つまり酸化した油脂を摂らなくていいように注意したいものです。

ちなみに「酸化しやすい食品」と言えば、植物油もそのひとつです。古くなった油を料理に使うことは、絶対にやめましょう。天ぷらやフライを作るのに使った油は、もったいないかもしれませんが、一回使ったら処分しましょう。時間がたった揚げ物も酸化しているので、食べないほうがいいでしょう。

具合が悪いときは、「栄養ある食事」をしてはいけない

風邪をひいて寝込んだときなどに、「栄養のあるおいしいものを食べて、元気を出さなくちゃ！」と励まされたことはありませんか？

具合が悪くて食欲がないとき、体は「元気を回復するために代謝酵素が使いたいから、今は消化酵素を使いたくない」とサインを出しているのです。それなのに無理に食べて消化酵素を浪費することは、まったくのナンセンスです。

消化には、膨大なエネルギーが必要です。一回の食事（一〇〇〇キロカロリー）で消化に費やされるエネルギーは、フルマラソンを走るエネルギーに匹敵します。病気で弱った体に、こんな過酷な労働をさせることは、正気の沙汰ではありません。

昔から病人のお見舞いと言えば、フルーツが定番ですが、病気で体が弱って消化力も落ちているときには、フルーツは最適な食べ物です。**病気のときは消化器官になるべく負担をかけないように、酵素たっぷりの果物を中心に、ミネラル、ビタミン、ファイトケミカル（抗酸化物質）といった栄養素を摂ることが、体調回復に役立ちます。**

食べ方としては、すりおろしたり、ジューサーでジュースにしたりすると、さらに消化がよくなり、胃腸に負担がかからないのでおすすめです。

生野菜も酵素が豊富なので体にはいいのですが、繊維質の多い野菜を生でそのまま食べると、胃腸に負担がかかります。ダイコンおろしやショウガおろしなどのすりおろしにすれば、効率よく栄養素が吸収できます。ただ、さきほどミルミキサーやフードプロセッサーで粉化することは、酸化すると言いました。「すりおろしやジュースでも酸化するのでは？」という声が聞こえてきそうです。そのとおりなのですが、すりおろしやジューサーはそれを上回るすごい薬効効果があるため、使いたい方法です。

ミルミキサーやフードプロセッサーでも5分以内ならどうということもありません。ただし、はるかに酸化しやすく栄養破壊しやすいので、注意が必要です。

こういったすりおろし、ジュース化、ミキサー化は長所が大きい反面、欠点も大きいので、上手に摂りたいものです。ジューサーは低速回転のジューサーがあるので、これだと酸化や栄養破壊がおこりにくいのでおすすめです。

それから、酵素は死んでしまっても、栄養価の上昇と繊維を摂るという面からもやはり煮野菜は必要です。スープや鍋などの料理にして、軟らかく煮込んだり、煮野菜にしたりシチューや野菜カレー、おでんなどにして、食べ過ぎに注意しつつ摂取しましょう。

野生動物は、体調が悪いときは何も食べずにじっとしています。食べ物を口に入れないで断食を行なうことで、消化酵素を温存させ、代謝酵素を活性化しているのです。そして、免疫力をアップし、自分の力で体調を回復させているわけです。

私も患者さんには「半断食」をすすめています。特にガン患者さんは、半断食を行なうと、みるみる元気を取り戻していきます。食べないことで元気がなくなるのではなく、弱った胃腸を十分休養させ、半断食することで元気になれるのです。

これからは、体調が悪いときは無理に栄養を摂ろうとせず、体が求める栄養素を中心に、少食を心がけましょう。

「生食だけ」「加熱食だけ」「菜食だけ」、これでは長生きできない

「果物、生野菜には生きた酵素が豊富に含まれ、それらを多く摂ることこそ理想の食事である」という考え方は、酵素栄養学の基本です。

生野菜や果物には、生きた酵素がたっぷり含まれていますし、ビタミン、ミネラル、ファイトケミカルなど、体に必要不可欠な栄養素に満ちあふれています。

アメリカは今や「生食ブーム」で、すべて生食のみで過ごしている人も少なくあ

りません。

しかし、毎日の食事をすべて生の野菜や果物だけにすることは、日本人にはあまり向いていないのではないかと私は思います。かといって、「加熱食だけ」の食生活は酵素不足を招きます。また「菜食だけ」にすると、動物性の食物にしか存在しない栄養素を摂取できなくなってしまいます。そんなわけで、私は「ひとつの食事方法に縛られる必要はない」といつも患者さんにお話ししています。その理由を具体的に挙げてみましょう。

①生食をずっと続けていると、ストレスが強くなる

極端に同じメニューばかり食べていると、ストレスを感じるようになります。病気の治療やダイエットなどの明確な目標があればいいのですが、それがずっと続くと思うと、だんだん嫌になってくるのも仕方がないことかもしれません。

また「三つ子の魂百まで」と言いますが、小さい頃身につけた食習慣を急に変えることは、意外と難しいものです。今の日本人で、幼少時に生の野菜と果物だけで育った人は皆無に等しいと思います。無意識のうちに生食への抵抗が生じてきても、それはしょうがないことなのです。

②動物性の食物にしかない栄養素も存在する

動物性の食物を少しでも摂らないと、二つの重要な栄養素が摂りにくいことは昔から指摘されています。一つはアミノ酸。二つめはビタミンB群です。

アミノ酸は二〇種類ありますが、一つだけ少ないと、あとの一九種類をどれだけたくさん摂っても、少ない一つと同じくらいしか吸収されません。

またビタミンB_{12}は野菜にはほとんど含まれていません。ヴィーガン（生の野菜などばかりを食べるグループ）だと、ある種の病気になるということも最近わかってきています。ビタミンB_{12}不足はヴィーガンの80％にも及ぶと言われています。ヴィーガンをやっている人は、サプリメントでビタミンB_{12}を飲む必要があるのです。またヴィーガンは、ホモシスティンという物質が血中に多く増えることにより、動脈硬化や心臓病などになりやすくなるとも言われています。

③野菜や果物の栄養素が減っていて、これだけでは不十分

今の野菜や果物は、ビタミンC、鉄分、カルシウムといった栄養素が極端に減少しています。これは畑の質が低下してきているのが原因だと考えられます。

野菜や果物に含まれる酵素の量は、栄養素に比例すると考えられているので、「栄

養素が低下している＝酵素も少ない」と言えます。そのため、栄養素も酵素も低い現代の野菜や果物だけ食べる食事では、栄養不足になってしまいます。免疫力のつき方も、今の野菜はあまりよくありません。

ちなみに、野菜不足を補うサプリメントとして「山本の青汁」（商品名）があります。①酵素が生きている　②繊維が多い　③ファイトケミカルが豊富　④ビタミンCやミネラルが豊富　⑤ＳＯＤ活性が高く、四二〇万ユニットも含有　という特徴があります。また、鉄分はほうれん草の九倍も含まれているため、鉄欠乏性貧血の方にもおすすめです。

④煮たほうが栄養価が高くなる野菜も多い

加熱調理をしたほうが、栄養価がアップしたり、消化がよくなる食品もあります。たとえばダイコンやシイタケは生よりも干したもののほうが、繊維もミネラルも豊富です。だから干しシイタケや切り干しダイコンを煮たものは、生に比べて栄養素がグンとアップするのです。

ニンジンも炒めたり、ゆでたりしたほうが栄養が吸収されやすくなります。

またすべての野菜にあてはまることなのですが、**煮野菜にすると、普通に噛んだ**

主な野菜に含まれる栄養素

	野　菜	1950年	1963年	1980年	2005年
ビタミンC	ほうれん草	150	100	65	35
	カリフラワー	80	50	65	81
	小松菜	90	90	75	39
	春菊	50	50	21	19
鉄分	ほうれん草	13.3	3.3	3.7	2.0
	にら	19.0	2.1	0.6	0.7
	春菊	9.0	3.5	1.0	1.7
	わけぎ	17.0	1.2	0.5	0.4
カルシウム	日本かぼちゃ	44	44	17	20
	西洋かぼちゃ	56	56	24	15
	せり	86	86	33	34
	あさつき	85	85	120	20

日本食品標準成分表より
日本の産地7ヶ所の平均値（100gあたりの含有量、単位はmg）

くらいでは壊れない、野菜の細胞膜が破壊され、栄養成分がしっかり吸収できるようになります。

ただし、酵素は四八～六〇度以上の高熱では死滅してしまうので、酵素は摂れなくなってしまいますが。

以上、①～④のような理由から、私は生の野菜や果物、煮野菜、そして少しの魚や肉、卵といったものを適宜取り入れる食事が、ベストだと思っています。これに黒酢やヨーグルト、漬け物、自然塩、梅干なども、摂り過ぎなければ加えてＯＫです（詳しい食事のメニューは４章で紹介します）。

だいたいの目安として**「果物、生野菜を五〇パーセント（もしくは六〇パーセント）」「加熱調理した料理（野菜、キノコ、豆、イモ類中心。肉、魚、卵は少量）を五〇パーセント（もしくは四〇パーセント）」の比率が、いちばんベストな食事だと思っています。**

無理しなければ続かない食習慣は、どんなに頑張っても身につきません。自分にとってベストの食事スタイルを続けるように心がけましょう。

「残留農薬」が気になるときの、重曹効果

リンゴやナシなどの果物は、皮ごと食べるのがいちばん理想的です。なぜなら、皮と実の間に最良の栄養素がいちばん多く含まれているからです。しかし「残留農薬やダイオキシンがついているかもしれないから不安」という方も多いでしょう。

そこでおすすめなのが、重曹を使った農薬除去の方法です。これは農業大国であるアメリカで、一般的に行なわれている方法です。**重曹は炭酸水素ナトリウムという物質で、塩の三〇倍以上の毒素吸着効果があるといわれています。**

まずはボウルに重曹を小さじ二杯ほど入れて、水で溶かします。これに果物をつけて、二〇秒〜三〇秒たったら引き上げ、流水でよく洗います。こんな簡単な手順ですが、ただ水で洗うより、しっかり農薬が除去されます。ただし農薬は化学生成物で、非常に複雑な構造をしているため、すべての農薬が完全に取れるわけではありません。

なお、野菜も果物と一緒で、なるべく丸ごと食べるようにしたいものです。昔か

らいわれている「一物《いちもつ》全体」という言葉がありますが、これは「ひとつのものを丸ごと食べる」という意味。命あるものはすべてその物ひとつで調和が保たれている。だから、皮や根や芯も含めて食物のすべてを丸ごと食べることで、バランスよく栄養が摂れるという考え方です。

最近は無農薬、減農薬の野菜や果物も手に入りやすくなってきました。こういったタイプの野菜や果物を選べば、安心して丸ごと食べることができます。

カロリー計算より、健康にやせられる「酵素ダイエット」

ダイエットにはいろいろな方法があります。中でも最もポピュラーなのが「カロリー計算」によるダイエットでしょう。「一日に摂取するカロリーが、消費するカロリーを下回れば、やせる」という理論は、なるほどわかりやすく目標も立てやすいものです。

しかし**カロリー計算で行なうダイエットでは、「何を食べればいいか」という部分が欠落しています。**低カロリーなのはいいけれど、同時にビタミンやミネラルがほとんど含まれていないような食べ物ばかり摂っていたら、体に支障をきたします。

そこで「健康に、確実にやせる」方法としておすすめなのが、「酵素ダイエット」です。酵素ダイエットといっても、何も特別なことをする必要はありません。この本で紹介しているような食生活を送っていれば自然にやせて、美しく引き締まった体になれるのです。

実は意外なことに、肥満の人の中にはカロリーオーバーではないのに太っている人がかなりいます。これはどういうことかというと酵素が不足していて、自分の食べたものをきちんと消化、吸収することができていないからなのです。その結果細胞に脂肪やプラーク（垢）などを詰め込んでいるのです。つまり細胞便秘という状態なのです。酵素やよい水を外部から摂る必要があるのは、こういった細胞がうまく機能してないからです。

細胞の機能が悪いということは、要は細胞の代謝がうまくいかず、代謝酵素の活性が弱いということです。つまり新陳代謝が体の奥底（細胞）で滞っているのです。

こういった細胞便秘が肥満の正体であり、肥満者が万病の問屋になるのは細胞便秘があるからなのです。健康にもっとも重要なことの一つは、全身の代謝酵素の活性化、というわけです。そこで必要なことは、次の2つに尽きます。

1. 外部から酵素を摂ること（①生食　②酵素サプリメント　③酵素中心生活）

2. 体内の新陳代謝を活性化すること（①よい水　②汗をかく　③よい睡眠）

外から酵素をたっぷり摂るようになると、消化、吸収がよくなっていき、効率よく栄養素を取り入れ、無駄なものを溜め込まない体質になっていきます。それは細胞便秘をつくらない体質なのです。食生活を切り替えることで、体が内側からきれいになっていくのです。

酵素ダイエットのいい点は、見かけはもちろん、内臓にたまった脂肪やプラークも徐々に追い出していってくれることです。またビタミンやミネラル、ファイトケミカルもしっかり摂れるので、やせても肌がたるんだり、シワになったりしにくいというメリットもあります。

さらにダイエット効果を上げたい人は、5章で紹介する「半断食」にもチャレンジしてみてください。**半断食をすると、細胞便秘が改善され、細胞そのものがだんだん質のよい状態に変わっていきます。**

メタボリック症候群に代表されるように、肥満は心臓病、脳卒中、糖尿病、ガンなど、ありとあらゆる病気を引き起こす引き金になります。
「食べながらすっきりやせる」酵素ダイエットで、適正体重を保ちましょう。

酵素を活発に働かせるための「よい水」の条件

水は人間にとって大切な栄養素のひとつです。よい水をたっぷり摂ることは、健康を守るうえで欠かせないものです。

「よい水」は、酵素にとっても必要不可欠です。酵素はとてもデリケートなので、どんな場所でも活動できるわけではありません。水分が少ない、水分がないという環境では、酵素は活性化しません。水は酵素という媒介のさらなる媒介なのです。

では「よい水」の特徴を次に挙げてみましょう。

・還元された水であること
・中性に近いアルカリ性（ペーハー七・四〜八・〇程度）である
・クラスター（分子集団）が小さいこと
・人体に有害な物質が検出されないこと

・無色透明で悪臭がしない（無臭）こと
・いろいろなミネラルが微量でも存在すること
・水に溶け込んでいる酸素（溶存酸素）が多いこと

こういった性質の水は酵素を活性化してくれるだけでなく、体内にある潜在酵素を強く活性化します。そのため、**体内の酵素を効率よく働かせるためにも、よい水をたっぷり体内に摂り入れることは大事なのです。**また、よい水なら、なるべく沸かさず冷たいままか常温で生で飲むよう心がけたいものです。その方がクラスターが小さいまま体内に入るからです。

世界には、一〇〇歳以上の人口が多い〝長寿村〟がいくつもあります。この長寿村の環境や生活スタイルには、驚くような共通点がありました。それは、水の質がよくておいしいということです。その水を使って優れた発酵食品をつくり、よく食べていることも共通していました。もちろんこの水で育った野菜や果物も、とても良質なものです。

いつまでも健康で長生きするには、「よい水」が欠かせないというわけです。皆さんも毎日、なるべく質のいい水をしっかり摂るように心がけてください。

4章

毎日実践！
誰でもできる酵素食レシピ

すりおろす、酢、発酵が長生きのキーワード

病気にならない体をつくる「鶴見式健康メニュー」

　ここまでで、食事がいかに体にとって大切かをご理解いただけたかと思います。この章ではより具体的に、「毎日何を、どれだけ何を食べたらよいか」をお伝えしたいと思います。今、特に健康上の問題がない人も、若い頃と同じものを同じように食べていたら、一〇年、二〇年と年月がたつうち、必ず今より病気になりやすい体になってしまうでしょう。それは、潜在酵素が年をとるにしたがって減っていくからです。

　そこで**私が声を大にして言いたいのが、「良質な酵素を、毎日の食事で常にたっぷり摂りましょう」ということです。**

　また、食べる量を腹八分目にして、過食しないようにすること。これもとても大事です。

　朝は果物と生野菜少々。昼は主食一品に野菜サラダ、酢の物や漬け物などのおかず。夜は主食に生野菜サラダと、豆腐や納豆など豆類を中心としたタンパク質を少々。魚や肉なども食べていいですが、量に気をつけ、毎日は食べない。これが大まかな考え方です。

トータルでは野菜が八〇～九〇パーセント、タンパク質が五～二〇パーセントの比率が理想です。生食と加熱食のバランスも考え、生食が五～六、加熱食が五～四の割合を守るといいでしょう。これは全体的なバランスでもあり、個々の料理のバランスでもあります。これらの条件を合わせて、私が考案したのが「鶴見式健康メニュー」です。

【鶴見式健康メニューの例】

●朝食

一～二種類のフルーツ、ダイコン・カブ・ショウガ・ニンジンをおろしたもの（または生野菜少々）。ブラックジンガーティー（ブラックジンガー2グラムに、熱湯200ミリリットルを注いで混ぜる。みそ汁をお椀に半分くらい加えてもよい）。

●昼食

①ソバ（山菜、メカブ、シイタケ、ヤマイモおろし、ダイコンおろしいずれかと

一緒に)
②サツマイモ(焼いても、ふかしてもよい)
③サトイモ(塩少々でゆでる)
④ジャガイモ(焼いてもふかしてもよい)
⑤パン(ライ麦入りパン、またはリブレパン　※リブレフラワーで焼いたパン)
⑥ご飯(雑穀入り、切り干し大根入り、昆布入り、ゴマ入りなど)

・以上六つからひとつを選んで、主食とします。日替わりで主食を変更してもかまいません。おかずは生野菜サラダ、ホウレン草のゴマ和え、酢の物(キュウリなど)、漬け物等がいいでしょう。サラダのドレッシングは、フラックスオイル(亜麻仁油)二、しょうゆ二、黒酢一の割合で混ぜて手作りします。野菜たっぷりのサラダならフラックスオイルとしょうゆを大さじ一杯ずつ、黒酢を大さじ二分の一杯が適量です。しょうゆの代わりに、水で二倍にのばしたみそを使ってもかまいません。その場合はフラックスオイル二、みそ一、水一、黒酢一の割合で混ぜましょう。好みに応じて、野菜のすりおろしやスパイス類を加えてもOKです。手作りドレッシングは油の酸化を防ぐため、作りおきはせず、食べる直前に作るのがポイントです。

●夕食

主食は昼食と同じく六種類の中からひとつを選択します。ただし夕食はおかずにボリュームがあるので、消化のために主食をなしにしてもよいでしょう。

生野菜サラダは必須、後は以下のメニューから適宜選択してください。

《夕食おかずの例》

野菜の煮物や炒め物、大豆料理、海藻料理、キノコ料理、酢の物、おひたし、ゴマ和え、漬け物、味噌汁、刺身、煮魚、焼き魚、卵料理、鍋（野菜九：魚肉類一の割合）、肉野菜炒め、ハンバーグ（野菜、おから入り。ひき肉は少々）、ギョウザ（ハンバーグと同じく肉は少々）、少量の揚げもの、野菜の多いカレー、シチューなど

これが健康な方におすすめする、基本の食事メニューです。朝、昼、夕の三食合わせた一日の摂取カロリーは一八〇〇キロカロリー以内におさまっているはずです。

海藻料理やキノコ料理は毎日食べたい素材です。タンパク質は、なるべく大豆などの豆類から摂ります。動物性のタンパク質は、魚料理は一週間に四～五日で二五〇グラム以内、鶏卵は一週間に五個以内、肉料理は一週間に二～三日で計二〇〇グラ

ム以内が目安（魚と肉は同じ日に摂らない）。魚はお刺身や酢で締めて生で食べるのがおすすめです。

油は良質なものを控えめに摂ります。サラダのドレッシングには、フラックスオイル（亜麻仁油）かエクストラバージンオリーブオイル、炒め物はキャノーラ油を少々、天ぷらはキャノーラ油とゴマ油を九対一で合わせたものを使いましょう。揚げ物に使う油は、酸化を防ぐため一回ずつ交換しましょう。

野菜はできるだけ有機栽培の無農薬か低農薬のものを使うようにしたいところです。また栄養価が高い旬のものをなるべく食べましょう。

朝食のメニューに出てくるブラックジンガーティーは、玄米の黒焼き（ブラックジンガー）に熱湯を注いだものです。栄養価が高いうえ、体を温める効果があるので、生野菜や果物を多めに食べても、冷えを感じなくなります。

生食の割合は朝九割、昼六割、夜三割で

酵素をたっぷり摂るには、生野菜や果物など〝生きた酵素〟がたくさん含まれる

食物を生のまま食べるのがいちばんです。しかしすべての料理が生食では飽きてしまいますし、加熱したほうがより栄養素がよく摂れる野菜もあります。

一日の全体量としては、生食が五〜六に対して、加熱食が五〜四の比率を守りたいのですが、朝、昼、夜それぞれの割合も大まかに決めておきましょう。

酵素栄養学では、朝は「排泄」の時間です。ぐっすり眠っている間は、体内の消化器官も消化酵素も眠っており、起きてすぐに消化酵素を多量に必要とする加熱食を食べれば、体に大きな負担をかけます。だから**朝食には生のフルーツや野菜サラダ、すりおろし野菜などを少量摂るのがベスト。全体の九割は生食にしましょう。**

昼と夜は何を食べてもかまわないのですが、必ず生野菜サラダはつけるようにしたいものです。だいたいの目安として、**昼は生のものを六割、夜は最低でも三割は摂ることを心がけましょう。**生野菜以外のおかずには、野菜の煮物や炒め物、ゴマ和え、ワカメやひじき、昆布、海苔、もずく、メカブなどの海藻類や、サツマイモ、ヤマイモ、サトイモ、大豆・小豆食品、魚介類などを積極的に食べましょう。

どうしても昼や夜、たくさん食べたくなってしまうという人は、食事の最初に生野菜サラダや野菜のスープを摂るようにしてみましょう。サラダやスープでお腹がある程度満たされるので、その後に食べる量を無理せずに減らすことができます。

またおやつが欲しくなったり、小腹が減ってしまったときは、キュウリやセロリなどの野菜スティックや、果物を少し食べるといいでしょう。171ページで紹介している〝スーパーヨーグルト〟も、間食におすすめです。

なお**同じ食物でも、食べ方をちょっと工夫するだけで食べやすくなったり、栄養素が効率よく摂取できるようになったりします。**

その最たる例が野菜のすりおろしや、酢漬けです。簡単に作れて酵素がたっぷり摂れる「鶴見流・酵素食レシピ」をこの後紹介していきますが、どれもお手軽にできるものばかりです。ぜひ試して、毎日の食生活に取り入れてください。

野菜をすりおろすと、酵素が三倍にもなる！

生野菜は豊富な酵素はもちろん、ビタミン、ミネラル、ファイトケミカルなどが摂れるすぐれた食材です。しかしただ食べるのではなく「すりおろして食べる」ことで、さらにそのパワーがアップすることを知っていましたか？

昔から「胃の調子が悪いときはダイコンおろし」「咳が出るときはレンコンおろし」といったように、すりおろし野菜は体の調子を整えるのに使われてきました。

さらに最近の研究で、**野菜をすりおろすと酵素が活性化され、その働きが二倍にも三倍にもなることがわかってきたのです。**

すりおろして食べるのに適した野菜は、ダイコン、カブ、ショウガ、ニンジン、キュウリ、レンコン、ヤマイモ、タマネギ、ニンニクなどのほか、意外なところではサツマイモやジャガイモ、キャベツなどもおすすめです。

アメリカのジョンズ・ポプキンス医科大学のタラレー教授が「アブラナ科の野菜がガン予防に効果を発揮する」ことを一九九二年に発表し、話題になりました。キャベツ、ダイコン、カブ、白菜、ブロッコリー、カリフラワー、小松菜などはアブラナ科の植物ですが、これらの野菜を私たちが咀嚼し、体内に取り込んだとき、きわめて強い抗酸化物質が発生し、ガンの予防に効果があるというのです。

この抗酸化物質も、すりおろして摂ることで、働きがよくなります。私は毎朝、ダイコン、カブ、ショウガ、ニンジンなどのすりおろしを食べることをおすすめしています。

おろし器はセラミック製がよいでしょう。酸化を防ぎ、使いやすく後片付けもラクです。また、最近は電動のすりおろし器（イワタニ製など）もあり、使いやすくて便利です。

すりおろし野菜レシピ

●おろし野菜のドレッシング

すりおろし野菜をフラックスオイルやしょうゆなどと混ぜて、ドレッシングにすると、サラダをおいしく、より栄養たっぷりに食べることができます。

作り方は簡単で、ダイコン、ニンジン、ヤマイモなど好みの野菜一〇〇グラムを、おろし器ですりおろします。そしてフラックスオイル大さじ二杯、しょうゆ大さじ二杯、黒酢大さじ一杯を混ぜてドレッシングを作り、すりおろし野菜を混ぜるだけです。おろしニンニク、おろしショウガ、コショウなどのスパイスを好みで加えて風味をつけるといいでしょう。

生野菜のドレッシング、ディップとしてはもちろん、蒸し野菜、焼き野菜などに添えてもいいですし、豆腐や納豆などの大豆製品といっしょに食べても合います。

魚介のお刺身や、加熱した魚、肉料理に添えてもおいしいですよ。

①おろしダイコンのドレッシング

拍子切りにしたヤマイモにかけたり、春菊など青菜のおひたしにたっぷりかけてもよく合います。ゆでたてのパスタにからめ、もみ海苔をかけて「おろしパスタ」にしたり、冷や奴にたっぷりのせてもいいでしょう。

ダイコンにはビタミンCをはじめとしたビタミン、ミネラルが豊富なうえ、デンプン質消化酵素のジアスターゼ、脂肪分解酵素のリパーゼが含まれます。加熱すると失われてしまいますが、生で食べると生きたまま摂ることができます。

②おろしニンジンドレッシング

ニンジンはダイコンほど水っぽくないので、ほどよい口あたりが残ったドレッシングになります。アボカドのスライスにかければ、食べ応え満点ですし、蒸したジャガイモ、カボチャなどの根菜類に添えると甘みがマッチしておいしいです。マイタケやしいたけなどのキノコ類をさっと焼いて、ステーキソース風にして食べるのもおすすめです。

ニンジンには強い抗酸化作用のあるβ—カロチンが豊富。ガン予防にとても効果的と言われています。動脈硬化予防、高血圧改善、滋養強壮効果もあります。

③とろろドレッシング

ヤマイモを使ったドレッシングで、ダイコン、セロリ、ニンジンなどスティック生野菜のディップとして使ったり、アルファルファ、カイワレダイコンなどのスプラウトと和えて食べるのにおすすめです。キュウリの千切り、トマトの薄切りや、もずく、メカブ、わかめなど海藻類ともよく合います。

ヤマイモのねばり成分・ムチンは、胃粘膜の保護、血糖値上昇予防、糖尿病予防、コレステロール排出効果などがあります。すりおろして食べることで酵素がより活性化します。

●すりおろし野菜のスープ

スープというと煮込んで作るものと思う人も多いでしょうが、ここで紹介するのは生野菜をすりおろすだけでできる「飲むサラダ」といった感覚のスープです。加熱しないので、酵素もビタミンもミネラルもみんな生きています。

材料は植物性のものだけなのに、コクがあって食べ応えもバツグン。腹持ちがいいので、ダイエットメニューにも最適です。

①ガスパチョ風スープ（二人分）

1．にんにく少々、皮をむいたトマト中三個、セロリ一〇センチ程度を順にすりおろす。

2．1に酢またはレモンの絞り汁大さじ一、フラックスオイル大さじ一、塩少々を入れてよく混ぜる。さらっとした口当たりにしたい場合は、水を少しずつ加えながら好みの濃度まで伸ばす。ピーマンやカラーピーマンのみじん切りをちらすと彩りがよい。

トマトの酸味にセロリのさわやかな風味がマッチした生野菜のスープです。ガスパチョはスペインのアンダルシア地方のスープ。かつてこの地方を何世紀にもわたって支配したアラブ人の料理に起源をもつものと言われます。暑い夏、スペインでは毎日大量に作って、水代わりに飲んでいる家庭もたくさんあるそうです。

本式のガスパチョには食パンをふやかしたものを加えてとろみをつけていますが、このレシピでは野菜だけで作っているので、ヘルシーな味わいです。豊富なビタミン、ミネラルに加え、トマトの赤い色素・リコピンにはガン予防の効果があります。

②キュウリと豆乳のスープ（二人分）

1．ニンニク少々、キュウリ1本を順にすりおろす。

2．1に豆乳一・五カップ、塩少々を加えてよく混ぜる。仕上げにディル、ミントなどのハーブを添えてもおいしい。

トルコ料理の「ジャジュク」をヒントにしたスープです。ジャジュクは豆乳ではなくヨーグルトを使い、見た目はスープのようですが、原地ではサラダとして食べられています。

キュウリと豆乳、ニンニクとは意外な組み合わせと思うかもしれませんが、食べてみるとさっぱりしているのにコクがあって、クセになるおいしさです。暑くて食欲のないときなどにもぴったりのスープです。

キュウリには多くのカリウムが含まれ、体内の不要なナトリウムの排出を助け、血圧を正常に保つ効果があります。またニンニクは、生で食べると殺菌作用や免疫機能の向上などの効果が期待できます。

③アボカドみそスープ（二人分）

1．ニンニク少々、アボカド一個、キュウリ一本を順にすりおろす。

2．1に水一カップ、みそ小さじ二、酢またはレモン汁大さじ一を加えてよく混ぜる。さらっとした口当たりにしたい場合は、さらに水を少しずつ加えながら好みの濃度まで伸ばす。

アボカドのクリーミーな食感とみその風味がとてもよく合い、だしを使わなくても味に深みのあるおいしいスープになります。水の入れ具合によってはディップやソースのようにも使え、スティック野菜や蒸し野菜、焼き野菜にもとてもよく合います。

みその種類によって、味わいが変わります。豆みそや赤みそなら、塩気のきいたさっぱり味。麦みそや米みそ、白みそはまろやかな甘さが特徴です。

アボカドはビタミンやミネラルをバランスよく含み、食物繊維も豊富です。脂肪分の八〇パーセント以上がオレイン酸などに代表される不飽和脂肪酸なので、悪玉コレステロールを増やしません。

●その他おすすめのおろし野菜

今までのレシピに登場した以外にも、すりおろして食べることでさまざまなよい効果がある野菜は多いものです。「ヤマイモはおろすけど、サツマイモはおろしたことがない」という人も、一度サツマイモおろしを試してみてください。私はガンの患者さんには、サツマイモおろしを食べるようにすすめています。

またレンコンおろしは昔から咳に効くと言われていました。ショウガおろしも咳止め効果のほか、めまい、ぜんそくなどにも効き目があると言われています。タマネギおろしは脳卒中、糖尿病などに効果があります。

以上の食材は単品だと食べにくいという人も多いと思いますので、生野菜サラダやおひたしに混ぜてもいいでしょう。

果物は消化に負担をかけない、最高の食材です

「果物は糖分が多いから、太りそう」

「冷え性なので、フルーツばかり食べていたらよけいに体が冷えそうで心配」

果物について、そんな思い込みをしている人はけっこう多いようです。しかし、酵素栄養学の視点からすると、果物ほど酵素がたっぷり含まれている素晴らしい食

べ物は、ほかに見当たりません。果物を食べることのメリットはたくさんあります。

①非常に消化がよい

パン、米、肉、魚、乳製品といった食品は胃の中に一時間半～四時間留まりますが、果物はたったの二〇分で消化されます。

②良質な糖分が多く含まれる

果物には果糖やブドウ糖といった良質な糖分が含まれています。これらの糖分は消化がよく、すぐに最良のエネルギーになってくれます。また果物に含まれる果糖はインスリンをまったく分泌させないため、糖尿病になる危険がありません。

③水分が豊富で、良質なミネラルとビタミンがたっぷり

果物は七割から九割がきわめて良質な水分でできていて、その中にあらゆるミネラルが存在するので、最良のミネラル補給源となります。

④生の果物は酵素の宝庫

生野菜と並んで、果物は生きた酵素を摂るのに欠かせない食物です。

⑤繊維質がたっぷり含まれる

果物を毎日食べていると、とても質のいい便が出るようになります。

⑥ファイトケミカルが豊富に存在する

抗酸化物質がたくさん含まれるので、あらゆる病気の予防に役立ちます。

⑦低カロリーで、過食しても太らない

甘みがあるので「食べると太る」と思っている人が多いようですが、果物は意外と低カロリーです。

まだまだほかにもありますが、これが主な果物のメリットです。これに対して果物のデメリットは、実はほとんどありません。

私は毎朝、一～二種類の果物を食べることをおすすめします。もちろん、昼食、夕食時にデザートとして食べてもかまいません。

果物は生のままカットフルーツにして食べるのはもちろん、ジュースやスムージーなどにしてもいいでしょう。一度にたくさんの量が摂れますし、消化がさらによくなります。

また体調が悪いときなどは、すりおろして食べるのも、お手軽なうえ消化がよくなるのでおすすめです。

食品に含まれるカロリー（100g当たりKcal）

果物	
アボカド	191
イチゴ	35
イチジク	54
いよかん	44
温州みかん	44
オリーブ（生）	118
柿	60
キウイ	56
グレープフルーツ	36
サクランボ	60
スイカ	31
パパイヤ	38
なし	40
夏みかん	40
パイナップル	58
ハッサク	45
バナナ	87
プルーン	49
ビワ	43
ネーブル	46
ブドウ	56
ブルーベリー	49
メロン	43
まくわうり	32
桃	37
ライチ	63
リンゴ	50
マンゴー	64
レモン	54

野菜	
枝豆	114
カブ	19
カボチャ	36
キャベツ	24
キュウリ	11
グリーンピース	93
ゴボウ	76
小松菜	21
サヤエンドウ	31
パセリ	44
セロリ	13
ダイコン	20
タマネギ	35
トウモロコシ	101
トマト	16
高菜	21
なす	18
にんじん	35
ねぎ	25
タケノコ	26
白菜	12
レンコン	66
ピーマン	21
ブロッコリー	43
ほうれん草	25
もやし	54
ミョウガ	12
百合根	125
三つ葉	20
ビート	41
ニンニク茎	45
野沢菜	16
ニガウリ	17
ニラ	27
冬瓜	16
唐辛子	35

菓子	
あめ玉	390
あられ	331
あんパン	226
クリームパン	305
今川焼き	222
カステラ	316
かりんとう（黒）	507
キャラメル	423
クッキー	492
シュークリーム	245
ショートケーキ	340
チョコレート	551
ポテトチップス	555

穀物	
ご飯	148
食パン	260
ゆでうどん	101
ゆでそば	132
ゆで中華麺	150
もち	235

海藻類	
あおさ	130
青のり	150
あまのり	173
あらめ	140
昆布	140
てんぐさ	144
ひじき	139
ふのり	148
もずく	6
わかめ（生）	16
わかめ（乾燥）	117

イモ	
蒸しサツマイモ	125
蒸しジャガイモ	84

動物性食品	
和牛（脂身14%）	357
豚（ヒレ）	134
鶏（皮つきモモ）	211
卵	162
馬肉	110
牛乳	59
くじら	196

魚類	
アジ	169
アナゴ	161
うるめいわし	136
まいわし	217
うなぎ蒲焼	293
うまづら	80
かつお	114
真ガレイ	95
かんぱち	129
きす	85
さけ	161
さば	202
さんま	310
たい	108
しまあじ	168
ひらめ	103
ぶり	257
まぐろ	125
めばる	109

果物レシピ

●果物のジュース

たいていの果物は、単品またはいくつかを組み合わせてジュースにすることができます。またキュウリやトマト、ニンジンなどの野菜とミックスしてもいいでしょう。ジュースには、次の四つの作り方があります。

1. ミキサーで作る

高速回転するカッターで、一気に粉砕してジュースにします。果物を適当な大きさにカットして、水分の多いものから順に入れましょう。繊維を含んだ状態で仕上がるので、食材によってはトロッとした口あたりになります。

水分が少なくて回りにくかったら、冷水や市販のフルーツジュース（加熱されているので酵素は期待できませんが）を加えてもよいでしょう。

ミキサーはバナナやイチゴ、アボカドなどのやわらかい果物、皮をむいたグレープフルーツやキウイ、オレンジ、リンゴなどのジュースを作るのに向いています。

2. スクイーザーでしぼる

オレンジやグレープフルーツなど、かんきつ類の果汁をしぼるのに最適です。皮をむかずに半分に切り、切り口を下にしてスクイーザーのとがった部分に中心をあて、押しながら回して果汁をしぼります。

3．ジューサーでしぼる

リンゴやナシなどの固い果物も一気にジュースにできます。低速圧搾ジューサーを使うと、果物の栄養価を破壊することなく、ジュースが作れるのでおすすめです。またニンジンやセロリ、ブロッコリーなどの固い野菜や小松菜やチンゲン菜などの葉物も上手にしぼれるので、野菜とミックスしたジュース作りが簡単にできます。

4．おろし器ですりおろす

ジューサーがない場合、リンゴなどの固い果物はおろし器等ですりおろし、ガーゼでしぼりとって、ジュースにしてもOKです。

では、酵素たっぷりで、病気知らずの体を作るのに役立つ、ジュースのレシピの一例を紹介しましょう。

①リンゴとニンジンのジュース（一人分）

1．リンゴ一個はよく洗い、皮ごとすりおろし、ガーゼで汁をこす。
2．ニンジン一本をすりおろし、ガーゼで汁をこす。

3．1と2をよく混ぜる。

※ジューサーがある人は、よく洗ったリンゴとニンジンをジューサーに入れて、しぼればOK。

リンゴは水溶性の食物繊維ペクチンが抜群に多く、腸内の悪玉菌や病原菌を減らして善玉菌を増やしてくれます。またニンジンはビタミンAになるタイプのカロテンがたくさん含まれていて、このカロテンにはガン細胞を縮小させる効果がありますす。またコレステロール値を下げる働きもあります。毎日飲みたい健康づくりの基本ジュースです。

②バナナとキウイのジュース（一人分）

1．バナナ一本とキウイ二個の皮をむき、適当な大きさに切ってミキサーで混ぜる。

※好みでレモン汁を適宜加えてもOK。

バナナを丸ごと1本使っているので腹持ちがよく、適度な甘みと酸味がきいています。バナナにはカリウムやマグネシウム、カロテン、食物繊維が豊富に含まれていて、お通じをよくする整腸作用もあります。キウイにはタンパク質分解酵素が含まれ、ビタミンCもEも豊富です。お腹の調子をよくする効果抜群のジュースです。

●果物のスムージー

ミキサーで混ぜる作り方はジュースと同じですが、メインにする果物を凍らせて他の果物とミックスすることで、フローズンタイプのおいしいドリンク、スムージーが作れます。果物を凍らせておけば、いつでも気が向いたときに作れます。主な果物の凍らせ方を紹介しましょう。

☆バナナ：皮をむき、ひと口大に切ってレモン汁をふって冷凍する。
☆リンゴ：皮は好みでむいてもむかなくてもよい。八等分に切って芯と種を取り、厚さ五ミリ程度のいちょう切りにしてレモン汁をふり、冷凍する。
☆パイナップル、メロン、パパイヤ、マンゴー：皮と芯や種を取り除き、一・五センチ角に切って冷凍する。
☆イチゴ：へたをとり、荒みじんに切って冷凍する。
☆ブルーベリー、ラズベリー：洗って水気を切り、そのまま冷凍する。
それぞれ、フリーザーバックに入れて四～五時間以上凍らせておけば、準備完了です。

では、酵素やビタミン、ミネラルが豊富に摂れる、おすすめのスムージーを紹介しましょう。

①バナナとオレンジのスムージー（一～二人分）

1. 冷凍したバナナ一本分、しぼりたてのオレンジジュース一カップをミキサーにかけてなめらかにする。

食物繊維豊富なバナナと、ビタミンC豊富なオレンジジュースを合わせたさわやかなスムージーです。デトックス効果も高く、バナナに含まれるカリウムが代謝をよくしてくれます。またオレンジの酸味のもと、クエン酸には疲労回復効果もあります。

②イチゴとグレープフルーツのスムージー（一～二人分）

1. 冷凍したイチゴ一カップと、しぼりたてのグレープフルーツジュース一カップをミキサーにかける。

イチゴはビタミンCの宝庫です。また適度な酸味を加えるとビタミンCが安定するので、グレープフルーツと混ぜることでさらに効果的に体内に取り入れることができます。

●果物をすりおろす

果物も野菜と同様、すりおろすことで酵素が活性化します。子供の頃、具合が悪いときにリンゴのすりおろしを食べさせてもらった人も多いと思いますが、こういった食べ方は、酵素栄養学の理論にかなった正しい食べ方と言えます。

果物のすりおろしはそのまま食べてももちろんいいですし、カットしたフルーツのソースとして使うととてもおいしくいただけます。リンゴやバナナなど変色しやすいものは、レモン汁を混ぜるといいでしょう。ただし空気に触れると酸化してしまうので、おろしたらすぐに食べましょう。

特にバナナやマンゴーのすりおろしは、そのままでとても甘くて香りがよく、おいしいフルーツソースになります。カットフルーツにからめれば、おしゃれなデザートとして楽しめます。ヨーグルトと混ぜて食べるのもおすすめです。

発酵食品には、良質の酵素がつまっている！

納豆やヨーグルト、漬け物などの発酵食品は、健康を守るうえで欠かせない食物のひとつです。**発酵食品を摂ると酵素の活性化が補強され、食べ物の消化、栄養分の吸収がしっかりできるようになります。また腸内に善玉菌が増え、悪玉菌退治にも役立ちます。**

日本は発酵食品の宝庫です。みそ、しょうゆ、みりん、酢、日本酒、納豆、干物、漬け物など多種多様な食品があります。「日本人の寿命が長いのは漬け物のおかげ」という学説も唱えられるほど、日本人と発酵食品には切っても切れないつながりがあるのです。

ネズミを使った実験ですが、みそを入れたエサを食べさせることで、胃ガンの発生が六〇パーセントから五七・九パーセントまで下がったというデータもあります。またみそは動脈硬化予防にも効果があると言われています。

日本由来の発酵食品の中でも、納豆は特に注目を集めています。血液をきれいにする酵素（血栓溶解酵素《けっせんようかい》）、ナットウキナーゼが含まれているからです。ナットウキナーゼの血栓溶解力は薬よりも強いほどで、脳梗塞や心筋梗塞の予防になります。

また倉敷芸術科学大学の須見洋行教授によると、納豆には〝リゾチーム〟という「病原体溶解酵素」が含まれていることが近年わかりました。リゾチームは卵の殻の内膜にある酵素で、大変な抗菌作用を有しているため、卵は腐りにくいのです。納豆はその卵以上にリゾチームが多いのです。その他、病気予防に欠かせないコリンや、ビタミンK、レシチン、ジピコリン酸、イソフラボンも豊富です。まさに納豆は「病気予防に最適な発酵食品」と言えます。ちなみに納豆のもつネバネバした成分は、酵素の量と比例関係にあるそうです。よく混ぜた納豆を食べることで、体内の潜在酵素も活性化され、ますます健康になれるというわけです。

ヨーグルトも積極的に摂りたい発酵食品です。ヨーグルトに含まれる乳酸菌は、腸内の善玉菌であるビフィズス菌を増やして、大腸菌などの悪玉菌をやっつけてくれます。

ヨーグルトに含まれる乳酸菌は動物性のものですが、キャベツの塩漬けのザワークラウトなどの野菜の漬け物には、〝植物性乳酸菌〟が含まれています。動物性乳酸菌に比べて植物性乳酸菌は過酷な環境の中でも生き抜く力があり、生きたまま腸に届くことができます。バランスよく動物性乳酸菌と植物性乳酸菌を摂ることで、腸内環境はさらに改善されていくはずです。

このように私たちの健康を守るさまざまな効果をもった「発酵食品」は、ぜひ積極的に毎日の食事に取り入れていきたいものです。ここでは、簡単にできて体によく効く発酵食品レシピを紹介しましょう。

発酵食品レシピ

①強精酵素食〝ネバネバごちゃ混ぜ〟

〈材料〉ヤマイモ（自然薯《じねんじょ》がベストだが、長芋か大和芋でもよい）一〇～一五センチ、納豆三〇グラム、ニンニク二～三片、ショウガ三センチ程度、オクラ、モロヘイヤ、メカブ各少々、昆布五～七センチ、ネギ八～一〇センチ、タマネギ四分の一個、黒酢、生みそ、しょうゆ

1. ヤマイモをすりおろす。納豆は包丁で叩き、ひき割りにする。
2. オクラ、モロヘイヤ、ネギ、タマネギ、昆布などをみじん切りにする。ニン

ニクとショウガはすりおろす。納豆はよくかき混ぜる。
3. おろしたヤマイモの中に、ひき割り納豆、調味料以外の材料を入れ、よくかき混ぜる。
4. みそを黒酢に溶いたもの（酢みそ）をかけて食べる。しょうゆと黒酢で食べてもいい。

滋養強壮作用の強いヤマイモに、納豆とネバネバする野菜や海藻類（オクラ、モロヘイヤ、メカブなど）を混ぜた最強の酵素食です。このメニューは栄養価が高いので、昼食時か夕食時に食べるようにしましょう。またできるなら、一緒に食べるおかずはダイコンおろしか野菜の煮物がおすすめです。ちなみにこれにマグロのブツを入れれば、〝山かけ風ネバネバごちゃ混ぜ〟になります。

②スーパーヨーグルト

〈材料〉無糖ヨーグルト一パック（四〇〇～六〇〇ミリリットル）、果物一種類（リンゴ、カキ、ナシ、イチゴ、メロン、マンゴー、バナナなど）
※あればブラックジンガー玄米三グラムと黒大豆三グラムを入れる。

1．果物をすりおろすか、小さく切り刻んでおく
2．ヨーグルトに1を入れ、よくかき混ぜる。ブラックジンガー玄米と黒大豆があれば、一緒にかき混ぜる。その後フタをして常温で一～六時間おく。
3．冷蔵庫で冷やし、一日二〇〇ミリリットルを目安に二～三日で食べ切る。
※甘みが欲しい人は、麦芽水飴などを少し加えてもOK。
ヨーグルトにフルーツを入れ、室温でさらに発酵させた〝スーパーヨーグルト〟は、お腹の調子を整えるのに最適な食べものです。果物はすりおろすだけでいいので、とても簡単にできます。

自然な果物の甘みが生きているので、このまま食べてもいいですし、ソースとしてカットフルーツにかけて食べてもいいでしょう。酵素がさらにたっぷり摂れます。

③ザワークラウト

〈材料〉キャベツ二分の一個（約五〇〇グラム）、塩小さじ二（キャベツの重さの二パーセント程度）
1．キャベツは五ミリ幅くらいのざく切りにする。
2．1に塩を加え、軽くもむようにして混ぜ合わせる。

3．漬け物容器に2を入れ、重石《おもし》をして室温で三～四日置く。酸味のある香りがしてきたら乳酸発酵が始まった証拠。冷蔵庫に移して保存する。

※好みでディル、こしょう、キャラウェイシードなどのスパイスを入れてもよい。ザワークラウトは、ドイツの伝統的なキャベツの塩漬けです。キャベツを塩で漬け込んで発酵させることで、植物性乳酸菌がたっぷりのお漬け物になります。キャベツに含まれるビタミンやミネラルが摂れるのはもちろん、食物繊維も豊富。すぐれた整腸作用があるので、便通もよくなります。

④白菜漬け

〈材料〉白菜四分の一株（約七五〇グラム）、水一〇〇ミリリットル、塩大さじ一（白菜と水の重さの三～四パーセント程度）、赤唐辛子一本、昆布三センチ各一枚

1．鍋に水、塩、赤唐辛子、昆布を入れ、沸騰直前まで火にかけて冷ます。

2．白菜は縦に四～六等分に切り、漬け物容器に平らになるようにきっちり詰める。

3．1を2にかけ、重石をしてひと晩おく。

4．上下を入れ替え、重石をして三～四日おく。酸味のある香りがしてきたら乳酸発酵が始まった証拠。冷蔵庫に移して保存する。

日本の漬け物の代表選手とも言えるメニューです。白菜の食物繊維もたっぷり摂れるので、とてもヘルシー。加熱をしないので、白菜に含まれるビタミンCを生きたまま摂ることができます。

「酢」は酵素を活性化させるベストパートナー

酢は日本のみならず、世界中で愛用されている発酵食品の代表格です。調味料として使われることの多い酢ですが、**酢の主成分である酢酸がもつ疲労回復効果に加え、血圧抑制、カルシウムの吸収を高める作用、血糖値のコントロールなど、実はさまざまな効果があります。**また酵素を活性化する働きがあることも、わかってきました。

たとえば酢飯が普通のご飯より消化がよいのは、酢の酵素活性化によってご飯が予備消化された証拠です。酢をかけるとそのものの酵素活性が行なわれ、消化がよくなります。

ですから酵素たっぷりの食事を食べながら、酢を積極的に摂るようにすれば、相乗作用で元気いっぱいになれるというわけです。

酢には米などの穀物から作られる穀物酢、リンゴなどの果実から作られる果実酢など、その原料や作り方からさまざまな種類があります。

中でも米や大麦を原料に、壷の中で一年以上寝かせて発酵・熟成させて作られた「黒酢」には、良質なアミノ酸やクエン酸がたっぷり含まれています。独特の黒褐色のその液の色は、麹菌や乳酸菌の作用で色づいたものなのです。

私はこの黒酢をベースにした「スーパー黒酢」を患者さんに勧めていますが（レシピは177ページ参照）、これを飲んですこぶる体調がよくなったという方がたくさんいます。

また、お酢はそのまま飲むだけでなく、野菜や果物を漬け込み、フルーツ酢や野菜酢を作ったり、酢漬けにして食べるのもおすすめです。酢に漬けることで、野菜や果物からはたくさんのビタミンやミネラル、ファイトケミカルなどの栄養素が溶け出します。もちろん酵素も生きています。そして、効率よくさまざまな栄養素を摂ることができます。

では、どんな野菜や果物を酢に漬けると体によいのでしょうか?

酢漬けレシピ

①マイタケ酢

マイタケに含まれる多糖体（MD－フラクション）は免疫を活性化することがわかり、ガン患者などの治療に使われるようになりました。このMD－フラクションも、酢漬けにすることで、効率よく体内に摂取できます。またマイタケには豊富なタンパク質分解酵素が含まれています。漬ける量はマイタケ五〇〇グラムに酢五〇〇ミリリットルが目安。一週間くらいたてば、飲むことができます。飲む量は毎日三〇ミリリットル程度が目安です。

②ゴーヤー（ニガウリ）酢

ゴーヤーに含まれるビタミンC、β－カロチン、苦み成分のククルビタシンが溶け出し、血液をサラサラにし、動脈硬化を防いでくれます。ゴーヤー二五〇グラムに酢五〇〇ミリリットルが目安。氷砂糖を二〇〇グラムくらい入れて漬け込むと、飲みやすい味になります。一週間くらいで、飲めるようになります。

③タマネギの酢漬け

切ったときに発する涙を誘う物質・硫化アリルは、血液をサラサラにする効果があります。血行をよくしたり、体の冷えを防いだり、神経の働きをよくする作用もあります。抗酸化成分も豊富なので、生活習慣病の予防や改善にも有用です。皮をむいて、厚さ五ミリくらいに切ったタマネギ二個を酢五〇〇ミリリットルに漬け込みます。一週間ほどたったら、タマネギを取り出して食べることができます。

④グレープフルーツの酢漬け

グレープフルーツにはビタミンCをはじめ、豊富なビタミン、ミネラルが含まれています。またグレープフルーツを一日一個食べれば、脳梗塞の予防になるというデータもあります。作り方は簡単で、薄皮まではいだグレープフルーツ（五個分）を、五〇〇ミリリットルの酢に漬け込むだけ。半日ほどで食べられるようになります。一日に果肉一〇〇グラム、酢は大さじ一杯を目安に食べましょう。

⑤スーパー黒酢

最後に私がクリニックで患者さんにおすすめしている「スーパー黒酢」の作り方を紹介しましょう。体が疲れやすい、何となく調子が悪いという方は、試してみてください。

〈材料〉黒酢七〇〇ミリリットル、梅干し一～二個（種ごと）、板昆布六グラム、唐辛子三本、ショウガ三〇グラム

1．黒酢のビンの中に梅干し、板昆布、唐辛子、ショウガ（適当な大きさに切る）、あれば液体羅漢果《らかんか》を入れる。

2．一～二日つけ置きする。

※お酢のビンを利用しても、フタ付きの広口ガラスビンに移して作ってもかまいません。

黒酢に梅干し、昆布、唐辛子、ショウガを漬け込んでおくと、抗炎症効果のあるジンゲロール、カプサイシンという成分が出てきます。液体羅漢果は、羅漢果という果実から液体成分だけを抽出した体によい甘味料です。

毎日、スーパー黒酢一〇～一五ミリリットルに熱湯（あれば延命茶）を一〇〇～一五〇ミリリットル注いだものを朝昼夕食後の三度、飲みましょう。循環がよくなり、手足がポカポカしてきます。

5章

体の中の酵素が目を覚ます！「半断食」法

臓器を休ませ、汚れた血液をきれいにする

鶴見式半断食は、「メスを使わない手術」

私の酵素療法の中でも特に重要な治療法が「鶴見式半断食」です。効能は次の6つです。

1. すべての臓器の休息　消化器を中心に、呼吸器、肝臓、脳など今までフル回転していた臓器に休息を与え、元気を取り戻します。

2. 大腸の細菌叢の正常化　腐敗菌だらけだった腸内が解毒され、善玉菌優位になります。

3. 小腸の粘膜免疫の賦活化　全身の免疫の80％は小腸にあります。その免疫系が半断食によって元気を取り戻し、強く機能します。このためガン患者に半断食は不可欠です。

4. 宿便の解消　大腸壁にこびりついた宿便はもちろん、小腸の絨毛《じゅうもう》の宿便、全身の細胞の宿便（細胞便秘）も排泄されます。ただし、細胞便秘の完全な解消には半断食を何度も繰り返し行なうことが必要になります。

5. 体質・症状の改善　小腸の腸管の異常（腸管透過性亢進）が改善し、アレルギー体質が改善。体の痛みなどの症状も改善していきます。

6. 病気の治癒　病気治療の第一歩は半断食から始まると言っても過言ではありません。

それでは、半断食療法を施した結果、驚くほど病状がよくなった例をご紹介しましょう。

【症例①　大腸ガン、術後腹膜並びにリンパ節転移から回復】

まずは二九歳の男性の患者さんの例を紹介しましょう。この患者さんは大病院で大腸ガンの手術を行ないましたが、その後三ヶ月の間に腹膜並びに腹部、リンパ節にガンが転移。その後の抗ガン剤治療を拒否し、当クリニックに来院されました。

そこで私は半断食を含む食事療法、機能性食品の投与、遠赤外線治療並びに鍼治療を行ないました。五ヶ月後、大きな病院でCT、MRIの検査をしたところ「ガンとおぼしきところはまったく見当たらない」と診断されました。その後、三ヶ月後の検査でもまったく同様の結果でした。

大腸ガンの転移したものはなかなか治らないことが多いのですが、私のクリニックではこのように「メスを使わずにガンをなくす」治療を行なっているのです。

【症例②　胃ガン、腹膜への転移による腹水が消滅】

定期検診で胃ガンが見つかった六八歳の男性。発見時にはすでに腹膜にガンが転移し、腹水がたまりやすい状態になっていました。主治医からは、「もって三～五ヶ月の命」と宣告されたとのことでした。

その後、知人の紹介で私のクリニックへ来院。すぐに半断食を取り入れた食生活の徹底的な改善を始めました。さらに酵素サプリメントと免疫賦活補助食品を出し、定期的な鍼治療、遠赤外線照射など、ガンに対するさまざまな治療も同時に行ないました。

そして治療を始めてしばらくすると、なんと腹水がほとんどたまらなくなってきたのです。治療開始から半年足らずで、腹水は消滅しました。それから一年以上がたちますが、患者さんはいい状態が続いています。

胃ガンの腹膜転移による腹水は、現代医学では治療不可能と言われています。治療を施した私も、この患者さんの変化には大きな驚きを感じています。

【症例③　三〇年来の気管支ぜんそく発作が消失】

この五九歳の男性の患者さんは、二五歳の頃から気管支ぜんそくが出現し、次第にひどくなって三〇年以上が経過していました。発作が起こると、ステロイドは使わず、気管支拡張剤のスプレーと飲み薬で抑えていたとのことでした。

私はこの患者さんに、半断食と食事療法を施し、酵素サプリメントと免疫機能強化サプリメントの合計三種類を、やや多めに投与しました。三ヶ月ほど経つと症状はすっかり改善されてきていました。

話をよく聞くと、半断食をした後、大量の宿便が出たそうなのです。この排便の後から、ぜんそくが起こらなくなってきたというから驚きです。その後の三年間、一度も発作は起きていません。

西洋医学的な治療では、ぜんそくは気管と肺の病気だと見なされ、ステロイドホルモンの投与が主な治療となります。しかし、前にも述べたように**ぜんそくなどのアレルギー疾患は、実は腸の汚れが真の原因なのです。**この患者さんのケースでも、それが真実であることが、よくわかっていただけると思います。

【症例④　糖尿病、軽度慢性腎障害から回復】

糖尿病を患う六五歳の男性が、血糖降下剤を使用してもなかなか血糖値が下がらなくなったため、私のクリニックへやって来ました。すぐに半断食、酵素サプリメントによる治療を開始したところ、血糖値も改善され、血糖降下剤を飲まなくてもよくなるまでに症状が改善されました。

その後も引き続き食事をきちんと管理したところ、データ及び体調も好調のようです。血尿も出ていましたが、これも改善され、腎機能も正常化しました。

糖尿病も酵素不足、腸内腐敗から起こる病気です。果物には果糖が多く含まれていますが、果糖は代謝経路がショ糖（砂糖）と異なり、まったくといって言いほどインスリンと無関係です。ですから私は糖尿病患者の食事療法に、積極的に果物を使っています。

そして、果物を使ったメニューで半断食を行なうと、びっくりするくらい糖尿病は良化していきます。きちんと食事を管理していけば、完治も可能なのです。

【症例⑤　メニエール病によるめまい等の症状が消失】

メニエール病は一般に原因不明と言われていますが、実は原因は食事の乱れであると私は確信しています。三七歳の女性の例ですが、彼女はひどいめまいを起こして病院に運ばれ、メニエール病と診断されました。その後、一時的にはよくなったものの、完治には至っていなかったため、私のクリニックへ来院されました。

そこで酵素サプリメントの投与と鍼灸治療を施したところ、一週間後、全身が楽になり、めまいもひとまず消滅しました。

その後、半断食をはじめとする食事療法を指導したところ、一ヶ月後にはめまいだけでなく、肩こり、軟便、ゲップ、頭痛などの症状もすべて改善されたとのことでした。それ以降食事に気をつけ、サプリメントも摂るようにしていたら、一年後にいっさいめまいはなくなったそうです。

実は彼女は甘いものが大好きで、毎日毎日食べまくっていたそうです。こういった間違った食生活が病気を呼びますが、大病院では食事についての指導などはほとんどしてもらえないのが実態です。

以上の五つの症例は、私が今まで行なってきた酵素医療のほんの一例です。しかし、これだけ見ても、半断食をはじめとした食事療法が、いかに大きな効果をあげるものかがわかっていただけると思います。

もちろん、このように重篤な症状の人だけでなく、なんとなく体の調子が悪いという人にも、半断食は素晴らしい効果があります。「治療」という目的だけでなく、「病気の予防」「健康管理」にも大変役立つものなのです。

すべての病気のもとになる〝腸の汚れ〟をスッキリ落とせる半断食を、過食・乱食の傾向にある現代を生きる皆さんに、ぜひ取り入れていただきたいと思います。

つらい肩こりや頭痛も、半断食で退治できた！

肩こりや腰痛、頭痛などは、特に病気というわけでなくても、多くの人が悩んでいる症状のひとつでしょう。これらの不快な症状は、実は半断食をすることで治せてしまいます。

肩こりや腰痛、頭痛などの本当の原因は、あらゆる病気の原因となる「消化不良」、

言い換えれば「酵素を浪費する食生活」です。マッサージや鍼灸で治療を受ければ、一時的にはラクになりますが、根本的な解決にはならないのです。

昔は小学生くらいの子どもで、肩こりになる子はいなかったと思います。しかし、最近は元気いっぱいのはずの子どもが「肩がこった」「頭がなんとなく痛い」などと言っているようです。これは紛れもなく、スナック菓子などを食事代わりに食べ、生野菜を摂らない食生活をする子どもが増えているからです。

以前私のクリニックに、偏頭痛に悩む男性の患者さんが来院しました。話を伺うと四一歳のその男性は、一八〜一九歳の頃からときどき頭痛が起きていたそうです。頭痛薬で痛みを抑えていましたが、三〇歳を越えてから頭痛がひどくなり、薬が手放せなくなったというのです。しかし、病院で検査をしてもはっきりした原因は見当たらず、器質的にも異常がなかったので「偏頭痛」という診断が下されました。

そのうち頭痛がひどくなり、年に半分は会社を休まざるを得なくなり、私のクリニックに来たということでした。そのときは、頭痛以外にもひどい肩こり、背筋痛、食欲不振、ゲップ、臭いおなら、下痢、便秘といった症状が見られました。

これらの症状は明らかに、腸内腐敗からのものなので、私は早速、二週間の半断食とサプリメントの投与を行ないました。すると三週間後には四キログラムほどやせ、見違えるようないい表情になり、二〇年も続いていた頭痛がほとんどなくなったのです。

その後も食事療法とサプリメントの投与を継続したところ、その二ヶ月後にはあらゆる症状が完治しました。患者さんは長年苦しんでいた頭痛がすっかり消えたので、「こんなことで治るなんて」とビックリされていました。

頭痛は腸内の浮腫による軽度内圧増加でした。**まさに血液の汚れが、頭痛を引き起こしていたのです。**

長年肩こりや腰痛、頭痛に悩まされている人は、今すぐ半断食にトライしてみてください。体の変化が実感できるはずです。

健康的なダイエットにも、半断食が役立つ

半断食にはさまざまな効能がありますが、健康的に理想体重を確保できるという「ダイエット効果」も、そのひとつです。

半断食を行なうと、大腸にこびりついた宿便の大掃除ができます。大腸は消化された食べ物の栄養素を吸収する、とても大切な器官です。毎日酷使していると、腸壁には未消化の食物のカスなどが残り、それが宿便となってこびりついています。

そして宿便が取れないままでいると腐敗毒をまき散らしたり、吸収されて汚れた血を作る原因となります。腸内環境の悪化があらゆる病気の原因を作っていることは、前にも述べたとおりです。

この宿便を取る最良の方法が、半断食です。宿便がなくなると腸内環境が整い、驚くほど便通がよくなります。**便秘気味の人は特に、体内にたまった毒素や老廃物をしっかり排便できるようになると、代謝がアップしてやせやすい体質になっていきます。**

また肥満体の人の細胞は、「細胞便秘」の状態に陥っていることが多いものです。細胞便秘とは、各細胞のひとつずつに宿便がたまっている状態といえます。

そこにはLDLコレステロール（悪玉）、中性脂肪、さまざまなプラーク（垢）、真菌（カビ）、病原細胞、病原ウイルスなどが混在した状態で蓄積しています。これを放っておくと、いろいろな病気を引き起こす原因になってしまいます。

しかし半断食をすると、この細胞便秘も解消されるのです。**半断食で「細胞単位のデトックス」までできてしまうというわけです。**

最近、見かけはそんなに太っていないのに、内臓に脂肪がついている「内臓肥満」が問題になっています。体についた脂肪は運動などで筋肉に変えることができますが、内臓脂肪はそういうわけにはいきません。そんな目に見えない内臓の肥満状態も、半断食で解消できます。

世の中にはたくさんのダイエット方法がありますが、半断食ほど体を徹底的にリフレッシュさせる方法は、ほかにありません。**脳内の血の汚れも取り除いてくれるので、記憶力や思考力もアップします。感覚も鋭敏になり、五感もさえわたります。**

特に病気があるわけでなくても、半断食をすればすっきりスリムになり、病気を予防し、いつまでも若々しく健康でいられるのです。

半断食の組み立て方、土日タイプ&月一タイプ

体のデトックスとリセットに最適の半断食ですが、具体的にはどのように行なえ

ばいいのでしょうか？

治療で半断食を行なう場合は、二〜四日間のショートファスティングと、五〜一〇日間の中期ファスティングから、症状や体調に応じて半断食の長さを決めます。

しかし仕事などで忙しい皆さんが、何日も続けて半断食することは難しいでしょうし、期間が長くなれば、専門医の指導に基づいて行なわないと健康を害することもあります。

そこで皆さんにおすすめしたいのが、まずは「土日タイプ」です。毎日のように仕事の付き合いなどで、油っこい料理を食べたり、お酒を飲む機会が多い人、こんな人はぜひ週末二日間、半断食してみてください。リンゴ丸ごと一個、ダイコンおろし（一回につき約八センチのダイコンをおろす）、おろしショウガ（一回約三センチのショウガをおろす）のみを、土日の二日間は朝、昼、晩食べます。もちろんお酒は飲みません。

これだけで、**平日五日間酷使した胃腸を休ませ、消化酵素を温存することができます。**リンゴ、ダイコン、ショウガのデトックス効果で、体内の毒素もきれいに流れ出ます。

またもう少し手間をかけてもいいという人は、私のクリニックで行なっている半断食メニューをおすすめします。**これは野菜を中心にした「Aタイプ」、果物と野菜の組み合わせの「Bタイプ」、そして重湯かリブレスープをメインにする「Cタイプ」の三種類があります。**

いずれも、まず三日間は続けてみてください。ともにカロリーをかなり抑えたメニューなので、初めて行なうとかなりの空腹感を覚えるかもしれません。しかし、三日間行なえば内臓をゆっくり休めることができ、体もずいぶん軽やかになることと思います。

毎日同じものを食べるのはちょっと……と言う人は、一日目はAタイプ、二日目はBタイプ、三日目はCタイプというように、メニューを変えて実践してもOKです。

行なう目安としては、月に二六～二八日は普通の食事、残りの三日は半断食という「月一タイプ」が、無理なく続けられると思います。

もう少し時間に融通が効く方は、普通の食事を一二～一五日続け、二～三日は半断食という「月二タイプ」で行なうといいでしょう。

もちろん、半断食以外の普段の食事も、4章で紹介したような酵素たっぷりのメニューをふんだんに取り入れ、酵素の無駄づかいをしないように心がけましょう。目安としては、朝：昼：夕で、生食が九：六：三が理想的です。これは「朝食は生野菜や果物が九～一〇割」、「昼食は生が六～七割」、「夕食は生が三～四割」がいいという意味です。また週に一日は肉、魚、卵など動物性タンパク質がゼロという日を作るようにすると、さらに効果的です。

半断食の後は、反動で暴飲暴食をしたくなることもあります。しかし、これをやったら元の木阿弥《もくあみ》です。また頭痛や吐き気、下痢、全身倦怠、食欲不振などのさまざまな好転反応が出ることもあります。無理をせずに、自分の体調と相談しながら、半断食を習慣にしていってください。続けてやっていくうちに、体が慣れてくることと思います。

半断食をした後は、朝、昼は生野菜と果物だけにし、夕食は主食と野菜中心のおかずを食べるというスタイルで二～三日過ごしてください。その後も朝食は生野菜と果物、昼は主食と生野菜中心のおかず、夕食は主食と野菜中心のおかず、少量のタンパク質といったバランスで、なるべく酵素をたっぷり摂る食生活を心がけましょう。

こういった食生活を続けていれば、確実に病気になりにくくなりますし、体調がすこぶるよくなるはずです。

自分の好みや体調に合わせて、三種類のタイプから選ぶ

では具体的におすすめの三つのタイプの食事メニュー、実践するうえでの注意点を紹介していきましょう。使う野菜や果物は、季節に応じて旬のものを選ぶようにするのがポイントです。

半断食A　すりおろし野菜タイプ

●朝：①ダイコン・カブ・ショウガおろし（ダイコン八センチ程度、カブ一個、ショウガ三センチ程度をすりおろしたもの）
②ドレッシング（しょうゆ小さじ一、黒酢小さじ一、フラックスオイル小さじ一）

③ブラックジンガーティー（ブラックジンガーに熱湯を注いだもの）

●昼：ブラックジンガーティー（梅干し1個入り）

●夕：朝食とまったく同じ

ダイコン、カブ、ショウガおろしにドレッシングをかけたものと、ブラックジンガーティーを組み合わせて摂るタイプです。

4章でも紹介したとおり、**すりおろし野菜は普通に野菜サラダを食べるよりも、より活性化した状態の酵素を摂ることができます。**

ダイコンは九五パーセントが水ですが、その水の中に多量のミネラル、ファイトケミカルが含まれています。おろして食べるとデンプンなどの消化酵素であるジアスターゼが活性化します。

またあらゆるガンの予防に効果的な、イソチオシアネートも活性化します。昔から「ダイコンおろしに医者いらず」と言われるように、ダイコンおろしはぜひ毎日摂りたいメニューです。消化酵素がたっぷり摂れるほか、優れた殺菌作用があるため、胃潰瘍や胃ガンの原因とされるピロリ菌を除去する効果もあります。

カブにはビタミンCやカリウムなどのビタミン、ミネラルのほか、でんぷんなどを分解する酵素・アミラーゼが多量に含まれています。

ショウガには血行促進や、強い殺菌作用をもつ、辛味成分のジンゲオールが含まれますが、すりおろして食べることで効果的に摂取できます。またショウガおろしには、高血圧予防やせき止め、鎮痛などの効果もあります。

Bタイプ、Cタイプでも必ず出てくる「ブラックジンガーティー」は、玄米の黒焼きであるブラックジンガーにお湯を注いだ飲み物です。体を温める作用が強いので、生食のみの半断食中、欠かさずに飲むといいでしょう。体の冷えを防いでくれます。

作り方はコップにブラックジンガーを約二グラムを入れ、二〇〇ミリリットルの熱湯を注ぎます。昼食はこれに低塩の梅干しを一つ加えましょう。

消化酵素たっぷりのすりおろし野菜を中心にしたメニューなので、胃腸の調子がすぐれないときなどに、大変効果的なコースです。

半断食B　果物・生野菜タイプ

●朝：①果物一種類（例／リンゴ一個など。詳しくは198ページ参照）

②生野菜三～四種類（例／トマト一個＋サニーレタス一枚＋キュウリ一本など）

③ドレッシング（しょう油小さじ一、黒酢小さじ一、フラックスオイル小さじ一）

④ブラックジンガーティー（ブラックジンガーに熱湯を注いだもの）

●昼：ブラックジンガーティー（梅干し一個入り）

●夕：生野菜少々とダイコン・ショウガおろし（ダイコン八センチ程度、ショウガ三センチ程度をすりおろしたもの、ドレッシングは朝と同じ）

朝食には果物と生野菜、昼はブラックジンガーティーのみ、夕食は野菜少々とダイコンおろしとショウガおろしを摂るタイプです。

果物は次ページにあるリストを参考に、旬のものを選ぶようにしましょう。またリンゴやナシなどは、皮ごと食べたほうが栄養豊富です。そのままカットフルーツにして食べてもいいのですが、胃腸に負担をかけないように、すりおろしたり、ジュースにしてもいいでしょう。ただしすりおろす場合は、酸化を防ぐ意味で、すぐ

●半断食中に摂りたい果物一種類の目安●

リンゴ三分の一～一個、イチゴ四～一六粒、バナナ二分の一～一本、モモ二分の一～一個、グレープフルーツ二分の一～一個、キウイ一～二個、ナシ二分の一～一個、オレンジ二分の一～一個、ミカン一～二個、スイカ一切れ、チェリー一〇粒、ブドウ一〇～三〇粒、ビワ三～四個、パパイヤ六分の一～四分の一個、イチジク一～二個　など

●生で食べるのに特におすすめの野菜●

トマト、キャベツ、キュウリ、ニンジン、ダイコン、パセリ、セロリ、タマネギ、ネギ、エシャロット、ピーマン、パプリカ、ラディッシュ、青ジソ、オクラ、カブ、ミョウガ、ゴーヤ、小松菜、ホウレン草、アルファルファ、春菊、白菜、サラダ菜、レタス、リーフレタス、プリーツレタス、サンチュ、クレソン、紫キャベツ、各種スプラウト　など

に食べてください。

生野菜も、右のリストを参考に三〜四種類を選んで食べましょう。こちらも旬のものを摂るのがポイントです。中でも特に意識して摂っていただきたいのは、トマトです。**トマトに含まれるリコピンというファイトケミカルは、大腸ガンや腎臓ガン、前立腺ガン、子宮ガン、卵巣ガン、膀胱ガンなどの下半身のガン予防に効果があることがわかっています。**

キュウリも抗ガン効果が高く、一日一本は食べたい野菜です。キャベツには胃腸の調子をよくするキャベジン（ビタミンU）が豊富に含まれるので、おすすめです。

Bタイプは A タイプに比べると、甘みのある果物が摂れるので、少し食べたという満足感が高いかもしれません。**果物にはビタミン、ミネラルはもちろん、ファイトケミカルも豊富で、半断食中に最適の食材のひとつです。**

リンゴやモモ、バナナなどは食物繊維が豊富なので、便の排泄を促進する効果も期待できます。便秘気味の人などは、意識して摂るといいでしょう。

このタイプも昼はブラックジンガーティーのみです。夕食は生野菜少々に、Aコースで出てきたダイコンとショウガおろしを食べましょう。

野菜や果物の種類を変えることでバリエーションがつくので、二～三日続けてもあまり飽きがこないコースだと思います。

半断食C　重湯・生野菜タイプ

●朝：①重湯（白米一合に五穀小さじ一杯、アマランサス小さじ二杯と、昆布少々、切り干しダイコン少々を入れる。水二リットルを加えて五、六十分炊き、上澄み部分をこす。塩少々、梅干し一個を入れる）

もしくは、リブレスープ（リブレフラワー小さじ二杯に熱湯を注ぎ、塩、梅干し一個を入れたもの）のいずれかを選択

②ダイコン・ショウガおろし（ダイコン八センチ程度、ショウガ三センチ程度をすりおろしたもの）

③ドレッシング（しょう油小さじ一、黒酢小さじ一、フラックスオイル小さじ一）

④ブラックジンガーティー（ブラックジンガーに熱湯を注いだもの）

●昼：ブラックジンガーティー（梅干し一個入り）

●夕：①朝食と同様に、重湯、あるいはリブレスープのいずれかを選択
②生野菜三〜四種類〈例／サニーレタス一〜二枚＋トマト一〜二個＋タマネギスライス〈適量〉＋セロリ一本などにドレッシングをかけたもの〉
③ブラックジンガーティー

このタイプは、お米を使った重湯か、玄米の粉で作るリブレスープを食べるので、生野菜や果物だけのタイプに比べると、満足感があるでしょう。

重湯は、白米に五穀とアマランサスを加えて炊きます。五穀とは米・麦・豆・粟《あわ》・黍《きび》で、日本人が昔から食べていた穀物のことです。**五穀には普通の精白米に比べ、現代人が不足しがちな各種ビタミン・ミネラル・食物繊維等がたっぷりと含まれています。**

アマランサスは南米産のヒユ科の穀物で、精白米に比べて、カルシウムが約三〇倍、鉄分が約五〇倍、繊維質も約二五倍含まれる、注目の高栄養価穀物です。

普通のスーパーなどではまだあまり見かけませんが、自然食品を扱う店では入手可能です。

白米だけのおかゆに比べ、五穀とアマランサスを加えたこの重湯はとても栄養価が高く、半断食中に最適です。

一方リブレフラワーやGABA200は、玄米の粉でこちらも大変栄養豊富な食べ物です。少量食べるだけで、ビタミン、ミネラル、抗酸化物質などがたっぷり補給でき、高いデトックス効果も期待できます。特別な方法で作られているため、長期保存しても豊富なビタミン、ミネラルなどの栄養素が破壊されない「魔法の粉」なのです。

私はたくさんの患者さんにリブレフラワーやGABA200を使った食事療法を施してきましたが、その効果は絶大でした。

またリブレスープを飲んでいると、風邪をひきにくくなります。半断食のときはもちろんですが、リブレフラワーは酵素食に欠かせないアイテムなので、ぜひ普段の食生活にも取り入れていただきたいと思います。

朝食には重湯かリブレスープのほかに、ダイコン・ショウガおろしを、夕食には生野菜三〜四種類をプラスします。これらの食材からは、生きた酵素が補給できます。ブラックジンガーティーを毎食飲むので、体の冷えも防げることと思います。

このコースは豊富な栄養素と生きた酵素を摂りながらの断食なので、とても体がイキイキ元気になることでしょう。

以上、三種類の半断食を紹介しましたが、**すべてのタイプに共通して言えるのが、一度だけでやめないで、繰り返し行なえば、より効果がアップするということです。**

私のクリニックには、大病院で手の施しようがないと言われた患者さんが、たくさん来院しています。しかし、継続的に酵素サプリメントや半断食を含む食事療法を行なうことで、一命を取り留めるばかりか、生まれ変わったかのようにいきいきと元気になられた姿をたくさん見てきました。

「たかが食事で体がよくなるなんて」と言う人もいます。

しかし「たかが食事」ではなく、「食事こそが健康を握るカギ」であることは、科学的なデータでも実証されつつあります。

みなさんもぜひ、半断食や酵素たっぷりの食生活を習慣にして、「病気知らず、医者いらず」な人生を目指してください。

●参考文献

「Enzyme Nutrition」Edward Howell,M.D.
「Updated Articles of National Enzyme company」Dr.Rohit Medheekar
「Digestive Enzymes」Rita Elkins,M.H
「The healing Power of Enzymes」DicQie Fuller,Ph.D.,D.Sc
「Food enzymes for Health & Longevity」Edward Howell,M.D.
「The Enzyme Cure」Lita Lee,Ph.D
「Colon Health」Norman W.Walker,D.Sc.,Ph.D.
「Tissue Clensing Through Bowel Management」Dr.Beanard Jensen
「Enzyme Therapy Basics」W.Dittmar,M.D.
「Alternative Madicine Definitive Guide to Cancer」
W.John Diamond,M.D. and W.Lee Cowden.M.D.with Burton Goldberg
「The Karluk,s Last Voyage」Robert A.Bartlett
「Menopause Without Medicine」Linda Ojeda,Ph.D.
「Enzymes Enzyme Therapy」Dr.Anthony J.Cichoke
「Transformation Professional Protocols」Dr.Dique Fuller
「Oral Enzymes:Facts&Concept」M.Mamadou,Ph.D
「Absorption of Orally Administered Enzymes」M.L.G Gardner & K-J.Steffens
「Cancer Biotherapy」Zavadova,E.,Desser
『常識破りの健康革命』松田麻美子（グスコー出版）
『間違った油のとり方』奥山治美（自然食ニュース 320 号 / 自然食ニュース社）
『何を食べるべきか』丸元淑生（講談社文庫）
『図解豊かさの栄養学』丸元淑生（新潮文庫）

●編集・構成

鈴木麻子（GARDEN）
山崎陽子

●本文 DTP

ハッシイ

●鶴見クリニック

東京都中央区八丁堀 1-7-7　八重洲橋本ビル 3F
TEL：03-3553-7710
ホームページ：http://www.tsurumiclinic.com/

〈本書は、二〇〇七年四月に小社より刊行されたものを加筆・修正したものです〉

青春文庫

「酵素《こうそ》」が病気《びょうき》にならない体《からだ》をつくる！

2010年9月20日　第1刷

著　者　鶴《つる》見《み》　隆《たか》史《ふみ》

発行者　小澤源太郎

責任編集　株式会社プライム涌光

発行所　株式会社青春出版社

〒162-0056　東京都新宿区若松町12-1

電話 03-3203-2850（編集部）

03-3207-1916（営業部）

振替番号　00190-7-98602

印刷／共同印刷

製本／フォーネット社

ISBN 978-4-413-09476-4